Microbiologia e Imunologia Geral e Odontológica

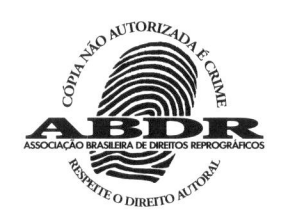

M626 Microbiologia e imunologia geral e odontológica / organizadores, Léo Kriger, Samuel Jorge Moysés, Simone Tetu Moysés ; coordenadora, Maria Celeste Morita ; autores, Denise M. Palomari Spolidorio, Cristiane Duque. – São Paulo : Artes Médicas, 2013.
144 p. : il. color. ; 28 cm. – (ABENO : Odontologia Essencial : parte básica, v. 1)

ISBN 978-85-367-0189-9

1. Odontologia. 2. Microbiologia. 3. Imunologia geral. 4. Imunologia odontológica. I. Kriger, Léo. II. Moysés, Samuel Jorge. III. Moysés, Simone T. IV. Morita, Maria Celeste. V. Spolidorio, Denise M. Palomari. VI. Duque, Cristiane.

CDU 616.314:579

Catalogação na publicação: Ana Paula M. Magnus – CRB 10/2052

SÉRIE ABENO

Odontologia Essencial
Parte Básica

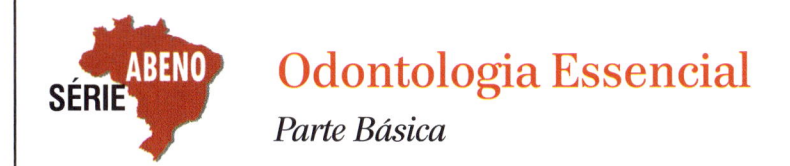

organizadores da série
Léo Kriger
Samuel Jorge Moysés
Simone Tetu Moysés

coordenadora da série
Maria Celeste Morita

Microbiologia e Imunologia Geral e Odontológica – Vol. 1

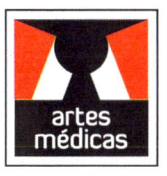

Denise M. Palomari Spolidorio
Cristiane Duque

artes médicas
2013

© Editora Artes Médicas Ltda., 2013

Diretor editorial: *Milton Hecht*
Gerente editorial: *Leticia Bispo de Lima*

Colaboraram nesta obra:
Editora: *Juliana Lopes Bernardino*
Assistente editorial: *Carina de Lima Carvalho*
Capa e projeto gráfico: *Paola Manica*
Editoração: *TAB Marketing Editorial*
Ilustrações: *Vagner Coelho*
Preparação de originais: *Madi Pacheco*
Leitura final: *Laura Ávila de Souza*

Reservados todos os direitos de publicação à
EDITORA ARTES MÉDICAS LTDA., uma empresa do GRUPO A EDUCAÇÃO S.A.

Editora Artes Médicas Ltda.
Rua Dr. Cesário Mota Jr., 63 – Vila Buarque
CEP 01221-020 – São Paulo – SP
Tel.: 11.3221.9033 – Fax: 11.3223.6635

É proibida a duplicação ou reprodução deste volume, no todo ou em parte, sob quaisquer formas ou por quaisquer meios (eletrônico, mecânico, gravação, fotocópia, distribuição na Web e outros), sem permissão expressa da Editora.

Unidade São Paulo
Av. Embaixador Macedo Soares, 10.735 – Pavilhão 5 – Cond. Espace Center
Vila Anastácio – 05095-035 – São Paulo – SP
Fone: (11) 3665-1100 Fax: (11) 3667-1333

SAC 0800 703-3444 – www.grupoa.com.br

IMPRESSO NO BRASIL
PRINTED IN BRAZIL

AUTORES

Denise M. Palomari Spolidorio   Bióloga. Professora adjunta do departamento de Fisiologia e Patologia da Faculdade de Odontologia de Araraquara (FOAr)/Unesp. Mestre e doutora em Biologia e Patologia Bucodental: Microbiologia/Imunologia pela FOP/Unicamp. Pós-doutora pela University of Calgary, Canadá.

Cristiane Duque   Cirurgiã-dentista. Professora assistente da disciplina de Odontopediatria da Faculdade de Odontologia de Araçatuba da Universidade Estadual Paulista Júlio de Mesquita Filho (FOA/Unesp). Especialista em Odontopediatria pelo Hospital de Reabilitação de Anomalias Craniofaciais da Universidade de São Paulo (HRAC/USP). Doutora em Ciências Odontológicas pela FOA/Unesp. Pós-doutora em Microbiologia e Imunologia pela Faculdade de Odontologia de Piracicaba da Universidade Estadual de Campinas (FOP/Unicamp).

Anna Carolina Borges Pereira da Costa   Bióloga. Mestre em Biopatologia Bucal: Microbiologia e Imunologia pela Unesp. Doutoranda em Biopatologia Bucal: Microbiologia e Imunologia pela Unesp.

Antonio Olavo Cardoso Jorge   Cirurgião-dentista. Professor livre-docente em Microbiologia e Imunologia da Faculdade de Odontologia de São José dos Campos (FOSJC)/Unesp. Professor titular de Microbiologia e Imunologia da FOSJC/Unesp. Mestre e doutor em Biologia e Patologia Bucodental pela FOP/Unicamp.

Brenda P. F. A. Gomes   Cirurgiã-dentista pela Pontifícia Universidade Católica de Minas Gerais (PUC/MG). Professora titular de Endodontia da FOP/Unicamp. Livre-docente em Endodontia pela FOP/Unicamp. Especialista e Mestre em Endodontia pela Faculdade de Odontologia da Universidade Federal do Rio de Janeiro (UFRJ). Doutora em Odontologia Restauradora: Endodontia pela The University of Manchester, Inglaterra. Estágio pós-doutoral no departamento de Biologia Oral da The Ohio State University, Estados Unidos.

Carlos Alberto de Souza Costa   Cirurgião-dentista. Professor titular do Departamento de Fisiologia e Patologia da FOAr/Unesp. Mestre e doutor em Biologia e Patologia Bucodental pela Unicamp. Pós-doutor em Patologia Oral e Oncologia pela University of Michigan, Estados Unidos.

Ellen Sayuri Ando Suguimoto   Cirurgiã-dentista. Doutora em Ciências: Microbiologia pela USP. Pós-doutoranda em Microbiologia pelo Instituto de Ciências Biomédicas da USP.

Erika Nikitza Shiauha Harth-Chú   Microbiologista pela Universidad Nacional de Trujillo, Peru. Pesquisadora colaboradora do departamento de Diagnóstico Oral da FOP/Unicamp. Mestre em Ciências: Microbiologia Clínica pela Universidad Nacional de Trujillo. Doutora em Ciências: Microbiologia pela Universidad de Chile. Pós-doutora em Diagnóstico Molecular Bacteriano pela Helmholtz Center for Infection Research, Alemanha.

Flávia Sammartino Mariano   Biomédica. Pesquisadora colaboradora da FOP/Unicamp. Mestre em Imunologia Básica e Aplicada pela Faculdade de Medicina de Ribeirão Preto (FMRP)/USP. Doutora em Microbiologia e Imunologia pela FOP/Unicamp.

Francisco Montagner   Cirurgião-dentista. Professor adjunto de Endodontia da Faculdade de Odontologia da Universidade Federal do Rio Grande do Sul (UFRGS). Especialista em Endodontia pela FOP/Unicamp. Mestre e doutor em Clínica Odontológica: Endodontia pela FOP/Unicamp.

Frederico Canato Martinho   Cirurgião-dentista. Pesquisador colaborador de Endodontia da FOP/Unicamp. Especialista em Endodontia pela Marinha do Brasil. Mestre e doutor em Clínica Odontológica: Endodontia pela FOP/Unicamp.

Helvécio Cardoso Corrêa Póvoa   Biólogo. Professor adjunto de Microbiologia da Universidade Federal Fluminense (UFF). Especialista em Microbiologia pelo Conselho Regional de Biologia, 4ª região. Mestre em Microbiologia pela Universidade Estadual do Rio de Janeiro (UERJ). Doutor em Patologia pela UFF.

Hérica Adad Ricci   Cirurgiã-dentista. Professora assistente das disciplinas de Odontopediatria e Materiais Dentários da Faculdade de Odontologia de Araraquara do Centro Universitário de Araraquara (Uniara). Mestre e doutora em Ciências Odontológicas: Odontopediatria pela FOAr/Unesp.

José Francisco Höfling   Biólogo. Professor titular e adjunto da FOP/Unicamp. Mestre e doutor em Imunologia pelo Instituto de Biologia da Unicamp.

Josimeri Hebling   Cirurgiã-dentista. Professora adjunta do Departamento de Clínica Infantil da FOAr/Unesp. Mestre e doutora em Odontopediatria pelo Programa de Pós-graduação em Ciências Odontológicas da FOAr/Unesp. Pós-doutora em Odontopediatria pela University of Michigan, Estados Unidos.

Juliana Campos Junqueira   Cirurgiã-dentista. Professora adjunta de Microbiologia e Imunologia da FOSJC/Unesp. Mestre e doutora em Biopatologia Bucal pela FOSJC/Unesp.

Marcia Pinto Alves Mayer   Cirurgiã-dentista. Professora associada do departamento de Microbiologia do Instituto de Ciências Biomédicas da USP. Especialista em Periodontia pela Associação Paulista dos Cirurgiões-dentistas (APCD). Mestre e doutora em Microbiologia pelo Instituto de Ciências Biomédicas da USP. Pós-doutora pela University of Pensylvania e Forsyth Institute, Estados Unidos.

Maria Paula Maciel Rando Meirelles   Cirurgiã-dentista. Pesquisadora colaboradora do departamento de Odontologia Social da FOP/Unicamp. Mestre e doutora em Odontologia pela FOP/Unicamp.

Mariana Ferreira Dib João   Bióloga. Mestranda em Biologia Bucodental: Microbiologia e Imunologia pela FOP/Unicamp.

Marianne Nicole Marques Nogueira   Cirurgiã-dentista. Especialista em Periodontia pela Academia Norte-Rio-Grandense de Odontologia. Mestre em Odontologia pela Universidade Federal do Rio Grande do Norte (UFRN). Doutoranda em Periodontia pela FOAr/Unesp.

Natália Leal Vizoto   Biomédica. Mestre e doutoranda em Biologia Bucodental pela FOP/Unicamp.

Rafael Nóbrega Stipp   Cirurgião-dentista. Professor de Microbiologia e Imunologia na FOP/Unicamp. Mestre em Biologia Bucodental pela Unicamp. Doutor em Biologia Bucodental pela Unicamp.

Renata de Oliveira Mattos-Graner   Cirurgiã-dentista. Professora da área de Microbiologia e Imunologia da FOP/Unicamp. Mestre e doutora em Odontologia: Odontopediatria pela USP.

Renato Varges   Médico veterinário. Professor adjunto II de Microbiologia da UFF. Mestre e doutor em Ciências Veterinárias: Bacteriologia pela UFF.

Rodrigo Alex Arthur   Cirurgião-dentista. Professor adjunto do departamento de Odontologia Social e Preventiva da Faculdade de Odontologia da UFRGS. Mestre em Odontologia: Cariologia pela FOP/Unicamp. Doutor em Odontologia: Cariologia pela FOP/Unicamp. Doutorado Sanduíche: Microbiologia Oral no Departamento de Microbiologia Oral e Imunologia da Faculdade de Odontologia da Universität Zürich, Suíça. Pós-doutor em Microbiologia Oral e Cariologia pela Indiana University School of Dentistry, Estados Unidos.

Silvia Regina Loureiro Teixeira   Cirurgiã-dentista. Mestre em Ciências: Microbiologia pelo Instituto de Ciências Biomédicas da USP. Doutoranda em Ciências: Microbiologia pelo Instituto de Ciências Biomédicas da USP.

Simone Furgeri Godinho Vilela   Cirurgiã-dentista. Mestre e doutoranda em Biopatologia Bucal: Microbiologia e Imunologia pela Unesp.

Telma Blanca L. Bedran   Cirurgiã-dentista. Especialista, mestre e doutoranda em Periodontia pela FOAr/Unesp.

Thais de Cássia Negrini   Cirurgiã-dentista pela FOAr/Unesp. Mestre em Biologia Bucodental: Microbiologia e Imunologia pela FOP/Unicamp. Doutoranda em Biociências e Biotecnologia aplicadas à Farmácia pela Faculdade de Ciências Farmacêuticas (FCFAr)/Unesp. Estágio na Indiana University School of Dentistry, Estados Unidos.

Weber Adad Ricci   Cirurgião-dentista. Professor assistente da disciplina de Clínica Integrada do Departamento de Odontologia Social da FOAr/Unesp. Especialista em Prótese Dentária pelo Conselho Federal de Odontologia (CFO). Mestre e doutor em Reabilitação Oral pela FOAr/Unesp.

Organizadores da Série Abeno

Leo Kriger   Professor de Saúde Coletiva da Pontifícia Universidade Católica do Paraná (PUCPR). Mestre em Odontologia em Saúde Coletiva pela Universidade Federal do Rio Grande do Sul (UFRGS).

Samuel Jorge Moysés   Professor titular da Escola de Saúde e Biociências da PUCPR. Professor adjunto do Departamento de Saúde Comunitária da Universidade Federal do Paraná (UFPR). Coordenador do Comitê de Ética em Pesquisa da Secretaria Municipal da Saúde de Curitiba, PR. Doutor em Epidemiologia e Saúde Pública pela University of London.

Simone Tetu Moysés   Professora titular da PUCPR. Coordenadora da área de Saúde Coletiva (mestrado e doutorado) do Programa de pós-graduação em Odontologia da PUCPR. Doutora em Epidemiologia e Saúde Pública pela University of London.

Coordenadora da Série Abeno

Maria Celeste Morita   Presidente da ABENO. Professora associada da Universidade Estadual de Londrina (UEL). Doutora em Saúde Pública pela Université de Paris 6, França.

Conselho editorial da Série Abeno Odontologia Essencial

Maria Celeste Morita, Léo Kriger, Samuel Jorge Moysés, Simone Tetu Moysés, José Ranali, Adair Luiz Stefanello Busato.

Prefácio

É com grande satisfação que apresentamos a obra *Microbiologia e imunologia geral e odontológica*, composta pelos Volumes 1 e 2, a qual pretende ocupar importante espaço na literatura nacional referente ao estudo de microbiologia e imunologia.

Seu principal objetivo é proporcionar ao estudante do curso de graduação em ciências, em especial a odontologia, informações básicas e importantes para o entendimento do tema, em uma ordem lógica e didática, de fácil compreensão e bastante objetiva.

No Volume 1 há informações básicas gerais sobre morfologia, fisiologia e genética microbiana, e uma visão objetiva dos procariontes e eucariontes. A partir do capítulo 4, maior ênfase é dada à microbiota bucal, como aquisição, composição e formação do biofilme dental, microbiologia da cárie, das doenças periodontais e das infecções endodônticas. Além destas, são abordadas outras infecções que podem acometer a cavidade bucal, enfatizando principalmente fungos e vírus. O capítulo 10 descreve as medidas preventivas e terapêuticas (locais e sistêmicas) de doenças e como se deve proceder no controle dessas infecções, enquanto o capítulo 11 aborda a ação antimicrobiana de materiais restauradores.

O Volume 2 busca fornecer conceitos básicos sobre os principais tópicos da imunologia geral e as particularidades da imunologia na cavidade bucal. Os primeiros capítulos visam descrever os mecanismos da imunidade inata e adaptativa e como ocorre o reconhecimento de antígenos por esses sistemas. O capítulo 5 comenta sobre as anormalidades da resposta imune: hipersensibilidade, autoimunidade e imunodeficiências, citando exemplos práticos para o aluno. Fechando essa parte inicial, o capítulo 6 mostra formas de manipulação da resposta imune, como o transplante e a vacinação. A partir do capítulo 7 são mostrados aspectos da imunologia na cavidade bucal e como se comporta o sistema imunológico frente às afecções bucais, tais como a cárie dentária, a doença periodontal, as doenças pulpares e periapicais e os tumores.

Esperamos que esta obra seja uma importante ferramenta para o estudante do curso de odontologia adquirir a compreensão e o entendimento dos conceitos básicos das ciências microbiologia e imunologia.

Denise M. Palomari Spolidorio
Cristiane Duque

Sumário

Introdução — 11
Denise M. Palomari Spolidorio
Cristiane Duque

1 | Morfologia microbiana — 14
Denise M. Palomari Spolidorio
Cristiane Duque
Helvécio Cardoso Corrêa Póvoa

2 | Fisiologia microbiana — 24
Cristiane Duque
Renato Varges
Helvécio Cardoso Corrêa Póvoa
Mariana Ferreira Dib João
Denise M. Palomari Spolidorio

3 | Genética microbiana — 39
Cristiane Duque
Denise M. Palomari Spolidorio
Helvécio Cardoso Corrêa Póvoa

4 | Microbiota bucal — 57
José Francisco Höfling
Denise M. Palomari Spolidorio
Cristiane Duque

5 | Biofilme dental — 72
Rodrigo Alex Arthur
Thais de Cássia Negrini

6 | Microbiologia da cárie dentária — 81
Erika Nikitza Shiauha Harth-Chú
Flávia Sammartino Mariano
Maria Paula Maciel Rando Meirelles
Natália Leal Vizoto
Rafael Nóbrega Stipp
Renata de Oliveira Mattos-Graner

7 | Microbiologia da doença periodontal — 91
Marcia Pinto Alves Mayer
Ellen Sayuri Ando Suguimoto
Silvia Regina Loureiro Teixeira

8 | Aspectos microbiológicos das infecções endodônticas — 100
Brenda P. F. A. Gomes
Francisco Montagner
Frederico Canato Martinho

9 | Microbiologia de outras infecções da cavidade bucal — 112
Antonio Olavo Cardoso Jorge
Juliana Campos Junqueira
Simone Furgeri Godinho Vilela
Anna Carolina Borges Pereira da Costa

10 | Controle da infecção na cavidade bucal — 122
Telma Blanca L. Bedran
Marianne Nicole Marques Nogueira
Cristiane Duque
Denise M. Palomari Spolidorio

11 | Ação antimicrobiana dos materiais restauradores — 134
Weber Adad Ricci
Hérica Adad Ricci
Carlos Alberto de Souza Costa
Josimeri Hebling

Referências — 142

Recursos pedagógicos que facilitam a leitura e o aprendizado!

OBJETIVOS DE APRENDIZAGEM	Informam a que o estudante deve estar apto após a leitura do capítulo.
Conceito	Define um termo ou expressão constante do texto.
LEMBRETE	Destaca uma curiosidade ou informação importante sobre o assunto tratado.
PARA PENSAR	Propõe uma reflexão a partir de informação destacada do texto.
SAIBA MAIS	Acrescenta informação ou referência ao assunto abordado, levando o estudante a ir além em seus estudos.
ATENÇÃO	Chama a atenção para informações, dicas e precauções que não podem passar despercebidas ao leitor.
RESUMINDO	Sintetiza os últimos assuntos vistos.
🔍	Ícone que ressalta uma informação relevante no texto.
⚡	Ícone que aponta elemento de perigo em conceito ou terapêutica abordada.
PALAVRAS REALÇADAS	Apresentam em destaque situações da prática clínica, tais como prevenção, posologia, tratamento, diagnóstico etc.

Introdução

DENISE M. PALOMARI SPOLIDORIO
CRISTIANE DUQUE

Os seres humanos não evoluíram independentemente de outras formas de vida. Em particular, mantemos uma relação **íntima e dinâmica** com os microrganismos que compõem as superfícies expostas do corpo e também com aqueles que causam patologias.

O corpo humano possui, em sua grande maioria, microrganismos que colonizam a pele, a boca, o trato digestivo e o reprodutor. Poucas regiões do organismo não apresentam microrganismos, como a laringe, o cérebro e os órgãos internos.

Os microbiomas são distintos uns dos outros, apesar da frequente transferência de organismos entre esses locais colonizados. A sua composição característica se deve a diferenças significativas nas propriedades biológicas e físicas de cada habitat. Dessa forma, há uma forte interação do homem com os microrganismos, desde o nascimento até a morte. Sobretudo, há uma grande variedade de microrganismos sobre o corpo humano e no seu interior, a qual faz parte da **microbiota normal do organismo**.

A microbiota pode ser classificada em residente (ou indígena), transitória (ou adventícia) e suplementar.

A **microbiota residente** humana não existe passivamente em um local, mas contribui ativamente para a manutenção da saúde, promovendo o desenvolvimento fisiológico normal do indivíduo e excluindo microrganismos exógenos, frequentemente patogênicos. É representada por um grupo de microrganismos encontrados em uma área em determinada idade e, quando esta sofre alteração, a microbiota prontamente se recompõe.

Em cada local do organismo há uma microbiota específica em decorrência de fatores fisiológicos adequados como temperatura, umidade, fatores nutricionais e mecanismos de aderência. Como exemplo, podem-se citar *Staphylococcus epidermidis* na pele, *Lactobacillus* na mucosa vaginal da mulher adulta e *Streptococcus* α-hemolíticos na orofaringe.

LEMBRETE

Em geral, o indivíduo vive em uma relação relativamente estável e harmoniosa com seus microrganismos residentes, e ambos se beneficiam dessa simbiose.

A **microbiota transitória** consiste em microrganismos não patogênicos ou potencialmente patogênicos, que habitam a pele ou a mucosa durante horas, dias ou semanas e não se estabelecem de modo permanente na superfície do corpo, sendo eliminados pelos mecanismos normais de controle da microbiota (antagonismo microbiano) ou por procedimentos de limpeza e antissepsia. Os microrganismos transitórios geralmente não afetam a saúde, desde que a microbiota residente permaneça íntegra; se esta for alterada, microrganismos transitórios podem proliferar e causar patologias.

As espécies bacterianas que estão sempre presentes, porém em baixo número, e que podem aumentar caso ocorram alterações no meio ambiente são conhecidas como **microbiota suplementar**. A presença de *Candida*, *Staphylococcus* e *Lactobacillus* na cavidade bucal humana, por exemplo, é de extrema importância, pois podem atuar como microbiota suplementar e, em determinadas situações, causar doença bucal ou sistêmica.

A cavidade bucal é um ambiente quente e úmido, ideal para o crescimento de diversos microrganismos, e fornece superfícies ideais para a colonização microbiana. Esse fato facilita o desenvolvimento de **biofilmes espessos**, especialmente em locais de difícil higienização.

A composição da microbiota bucal varia significativamente em superfícies distintas, como língua, mucosa bucal e dentes. Essa simples observação reforça princípios ecológicos importantes, ou seja, as condições que prevalecem em determinados locais da via bucal determinarão quais microrganismos serão mais competitivos e predominantes e quais serão capazes de colonizar, desenvolver-se manter o crescimento de uma comunidade microbiana característica e ser um patógeno predominante da microbiota (Tab. 1).

Pode-se considerar que a cavidade bucal é hostil à vida microbiana. Somente um subconjunto dos microrganismos que penetram na cavidade bucal é capaz de colonizar e sobreviver. Os microrganismos necessitam se aderir a uma superfície para formar biofilme, a fim de persistir e desenvolver estratégias para lidar com as defesas inatas e adaptativas do hospedeiro. Uma vez que os microrganismos estão aderidos e colonizados, devem adquirir nutrientes para que ocorram crescimento e divisão celular e para que outras espécies consigam entrar em competição com microrganismos residentes, para só então se tornarem estabelecidos. Devido à riqueza da microbiota residente bucal, muitas espécies se adaptaram com sucesso a essas condições.

> **ATENÇÃO**
>
> Por ser um sistema de crescimento aberto, a cavidade bucal permite que nutrientes e microrganismos sejam repetidamente introduzidos e removidos desse sistema. Assim, o hospedeiro fornece oportunidades únicas para a formação de biofilme na cavidade bucal e um refúgio seguro para a persistência microbiana, já que somente se estabelecem microrganismos que possuem capacidade de aderência às superfícies da cavidade bucal ou que permaneçam ali retidos em sulcos, fissuras ou espaços interproximais.

TABELA 1 - **Principais gêneros e espécies de bactérias normalmente encontradas em habitats na cavidade bucal humana (microbiota residente e suplementar)**

Microrganismo	Saliva	Língua	Biofilme dental supragengival	Biofilme dental subgengival
Streptococcus mutans	± a +	±	+ a +++	0
Streptococcus sanguinis	++	++	+++	+
Streptococcus mitis	++	++	++	++
Streptococcus salivarius	+++	+++	-------	---------
Actinomyces spp.	+	+	++	± a ++
Lactobacillus spp.	± a +	+	+	±
Veillonella	+	+	++	++
Aggregatibacter actinomycetemcomitans	0	0	±	0 a +
Fusobacterium spp.	0	0	±	± a ++
Prevotella melaninogenica	0	0	±	± a +
Porphyromonas spp.	0	0	±	± a +

0, não detectada normalmente; ±, raramente presente; +, presente normalmente em baixas proporções; ++, presente normalmente em proporções moderadas; +++, presente normalmente em altas proporções.

1

Morfologia microbiana

DENISE M. PALOMARI SPOLIDORIO
CRISTIANE DUQUE
HELVÉCIO CARDOSO CORRÊA PÓVOA

OBJETIVOS DE APRENDIZAGEM

- Diferenciar a estrutura celular geral dos procariotos e eucariotos
- Diferenciar paredes celulares Gram-positivas e Gram-negativas
- Reconhecer as estruturas e a função da célula bacteriana
- Caracterizar fungos
- Caracterizar vírus

LEMBRETE

Os vírus não se enquadram em nenhum dos grupos determinados para os seres vivos, pois não são células verdadeiras e dependem do hospedeiro para a sobrevivência e proliferação da espécie. A classificação dos vírus está relacionada com sua composição química e morfológica ou com a presença do ácido nucleico.

Os seres vivos são classificados de acordo com a complexidade de sua estrutura celular, determinando dois grandes grupos: os procariotos e os eucariotos. A classificação mais atual, utilizada na maior parte dos trabalhos taxonômicos modernos, divide os seres vivos em três **domínios**:

- **Bacteria** ou **Eubacteria** – compreende todas as bactérias que infectam o homem;
- **Archaea** ou **Archaebacteria** – bactérias metanogênicas, termófilas, acidófilas e halófilas;
- **Eukaryota** – reinos animal, vegetal, fungos e protozoários.

Os domínios *Bacteria* e *Archaea* contêm os seres vivos procariotos.

O domínio *Bacteria* compreende todos os procariotos patogênicos conhecidos, assim como espécies não patogênicas. A maior divisão desse grupo corresponde às Proteobactérias, que incluem bactérias que vivem no solo, na água ou no interior de plantas e animais. As cianobactérias são filogeneticamente associadas às bactérias Gram-positivas, pois ambos os grupos apresentam organismos cujo metabolismo gera oxigênio molecular. O grupo aquático *Planctomyces* apresenta haste típica para fixação a um local sólido, e o grupo espiroquetas apresenta morfologia característica de espiral e é causador de doenças como a sífilis. Duas linhagens de organismos que possuem pigmentos fotossintetizantes similares são as bactérias verdes sulfurosas e as bactérias verdes não sulfurosas. O gênero *Chlamydia* é composto por espécies patogênicas intracelulares obrigatórias, e o gênero *Deinococcus*, por espécies com resistência a altos níveis de radiação. Linhagens hipertermófilas resistem a temperaturas próximas à temperatura de ebulição. O domínio *Archaea* apresenta a maioria das espécies não dependentes de luz para obtenção de energia. Embora nem todas essas espécies sejam extremófilas, elas se distinguem por sua capacidade de viver em ambientes muito salinos (halófilas), com pH muito baixo (acidófilas) e com temperaturas muito altas (hipertermófilas). Existem ainda as espécies metanogênicas, cujo metabolismo é único no planeta, pois sua energia é obtida a partir da produção do gás metano. Espécies como as do gênero *Thermoplasma* apresentam crescimento em temperaturas ligeiramente elevadas e valores de pH baixíssimos. Finalmente, há o domínio *Eukarya*, que apresenta uma grande diversidade de organismos. Fazem parte desse domínio os fototróficos, que utilizam a luz como fonte de energia (como as plantas e algas); os protozoários (flagelados, trichomonadas, diplomonadas e ciliados), que são organismos móveis, desprovidos de parede celular; e o grupo dos animais, ao qual os seres humanos pertencem. Nesse domínio, também são encontrados os fungos, que podem ser unicelulares (leveduras) ou filamentosos (bolores), e os líquens, que são espécies de fungos que se associam a um organismo fototrófico para obter energia, mas também beneficiam esse organismo, em relação de mutualismo.

A Figura 1.1 apresenta a classificação dos organismos vivos, mostrando as subdivisões dos reinos de acordo com os três domínios mencionados. Este capítulo irá abordar os princípios básicos de morfologia bacteriana, fúngica e virótica, uma vez que esses microrganismos são os de maior interesse para as doenças bucais humanas.

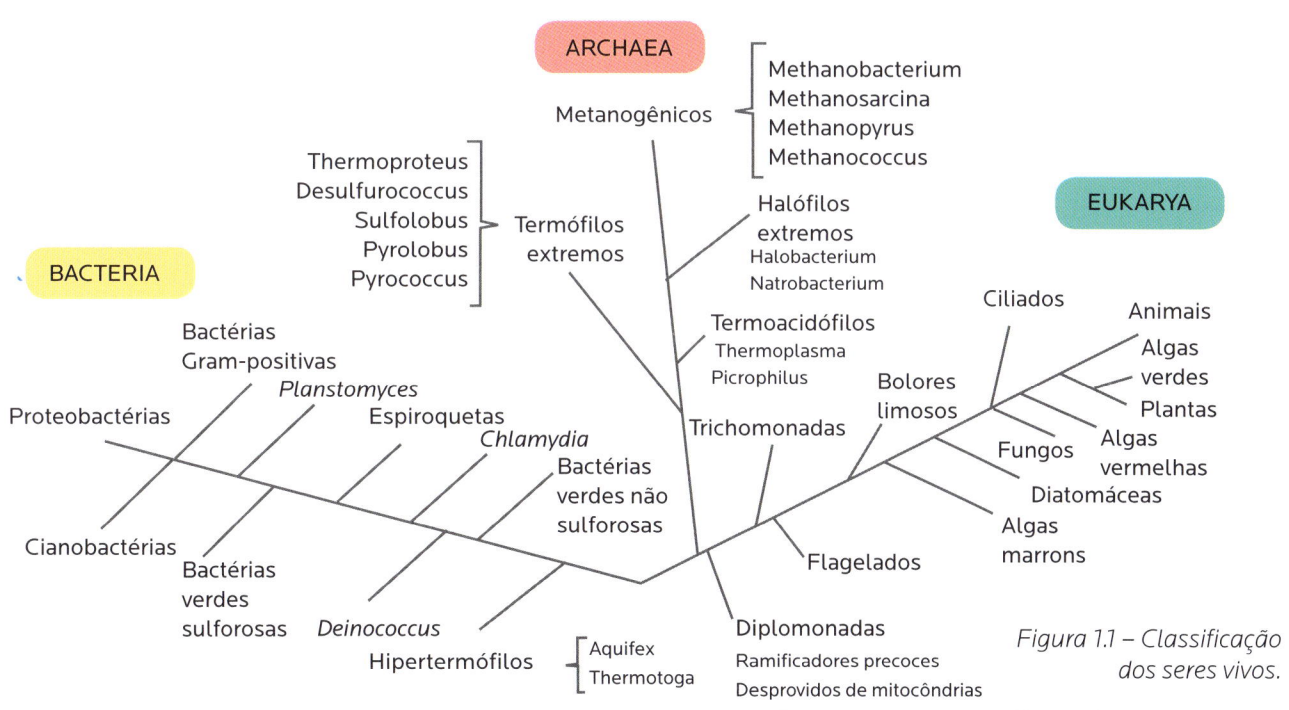

Figura 1.1 – Classificação dos seres vivos.

Fonte: Adaptada de Madigan e colaboradores.[1]

PROCARIOTOS E EUCARIOTOS

As células são consideradas as unidades básicas de qualquer organismo, desde os microrganismos constituídos por uma única célula até as formas de vida com tecidos especializados e órgãos complexos.

Existem fundamentalmente **duas classes de células**, embora estas sejam quimicamente similares, pois ambas contêm ácidos nucleicos, proteínas, lipídeos e carboidratos. Os **procariotos** apresentam o material genético disperso pelo citoplasma e não separado por uma membrana, enquanto os **eucariotos** possuem um núcleo bem individualizado e delimitado pelo envoltório nuclear. Embora a complexidade nuclear seja utilizada para dar nome a essas duas classes de células, há outras diferenças importantes entre procariotos e eucariotos (Tab. 1.2).

Os procariotos possuem seu material genético (cromossomo circular) não envolvido por uma membrana e não possuem organelas revestidas por membrana. As bactérias são limitadas por uma parede celular que consiste geralmente de polissacarídeo complexo peptidoglicano, um polímero de açúcares mistos e aminoácidos (Fig. 1.2). Há duas formas de estruturas de paredes celulares: uma parede fina que cerca a membrana celular e que retém o corante cristal violeta (**bactéria Gram-positiva**) ou uma parede fina colocada entre duas membranas fosfolipídicas de camada dupla (**bactéria Gram-negativa**) (Fig. 1.3). Normalmente se dividem por fissão binária, em que seu DNA é duplicado e a célula se divide em duas (Tab. 1.3).

ATENÇÃO

A estrutura interna e a membrana plasmática são similares para todas as bactérias, mas a parede celular é mais complexa em bactérias Gram-negativas do que em Gram-positivas.

LEMBRETE

Apesar de possuírem uma estrutura relativamente simples, as células procarióticas são bioquimicamente versáteis e diversas; por exemplo, todas as principais atividades metabólicas são encontradas em bactérias, incluindo os três processos para obtenção de energia: glicólise, respiração e fotossíntese.

Gram-positivas

Possuem parede celular com uma única e espessa camada de peptidoglicanos e com presença de ácido teicoico, que funciona como antígeno de superfície, favorecendo a aderência de outras bactérias. A fixação com cristal violeta, cora a célula na cor púrpura ou azul, porque retêm esse corante, mesmo sendo exposta a álcool.

Gram-negativas

Possuem parede celular com duas camadas: uma interna, mais delgada, constituída por peptidoglicanos e a outra externa, de origem lipídica, contendo LPS. No processo de coloração, o lipídeo é dissolvido pelo álcool e libera o primeiro corante, cristal violeta. Ao término da coloração, essas células são visualizadas com a tonalidade avermelhada do segundo corante, a safranina.

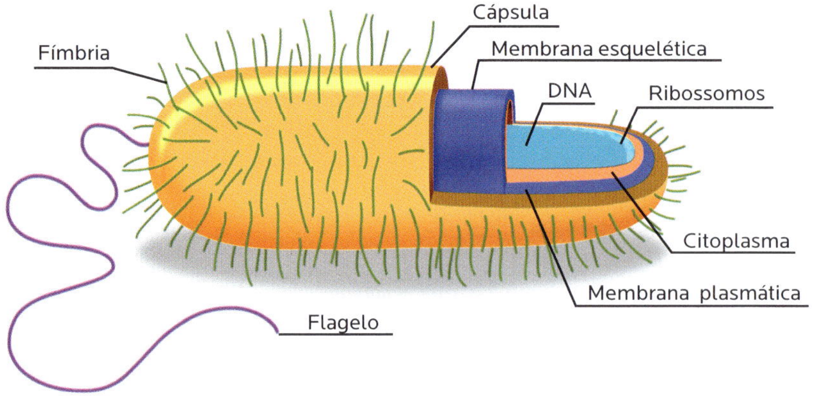

Figura 1.2 – Estruturas da célula procariota.

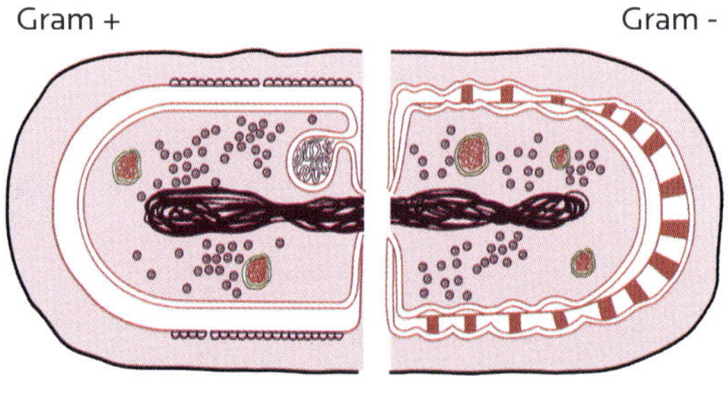

Figura 1.3 – Estruturas das bactérias Gram-positivas e Gram-negativas.

TABELA 1.2 – Comparação entre bactérias Gram-positivas e Gram-negativas

CARACTERÍSTICAS	BACTÉRIA GRAM-POSITIVA	BACTÉRIA GRAM-NEGATIVA
ESTRUTURAIS		
Camada peptidoglicana	Espessa	Fina
Lipopolissacarídeo	Ausente	Presente
Ácido teicoico	Presente em várias espécies	Ausente
Cápsula, pilus, flagelo	Presente em algumas espécies	Presente em algumas espécies
FUNCIONAIS		
Permeabilidade a antibióticos	Bastante permeável	Impermeável
Esporulação	Presente em algumas espécies	Nenhuma
Produção de exotoxinas	Presente em algumas espécies	Presente em algumas espécies

Os **eucariotos** apresentam basicamente membrana plasmática, citoplasma e núcleo. Seu DNA é encontrado no núcleo celular, o qual é separado do citoplasma da célula por uma membrana nuclear e onde são encontrados os cromossomos (Fig. 1.4). Possuem diversas organelas revestidas por membrana, como mitocôndrias, lisossomos, retículo endoplasmático e aparelho de Golgi. A divisão celular geralmente ocorre por mitose; os cromossomos são duplicados, e um conjunto idêntico é distribuído para cada um dos dois núcleos. Posteriormente ocorre a divisão do citoplasma e das organelas, produzindo duas células idênticas.

RESUMINDO

Coloração de Gram
Roxo = Gram-positiva
Vermelho = Gram-negativa

Ácido teicoico

presente somente em bactérias Gram-positivas

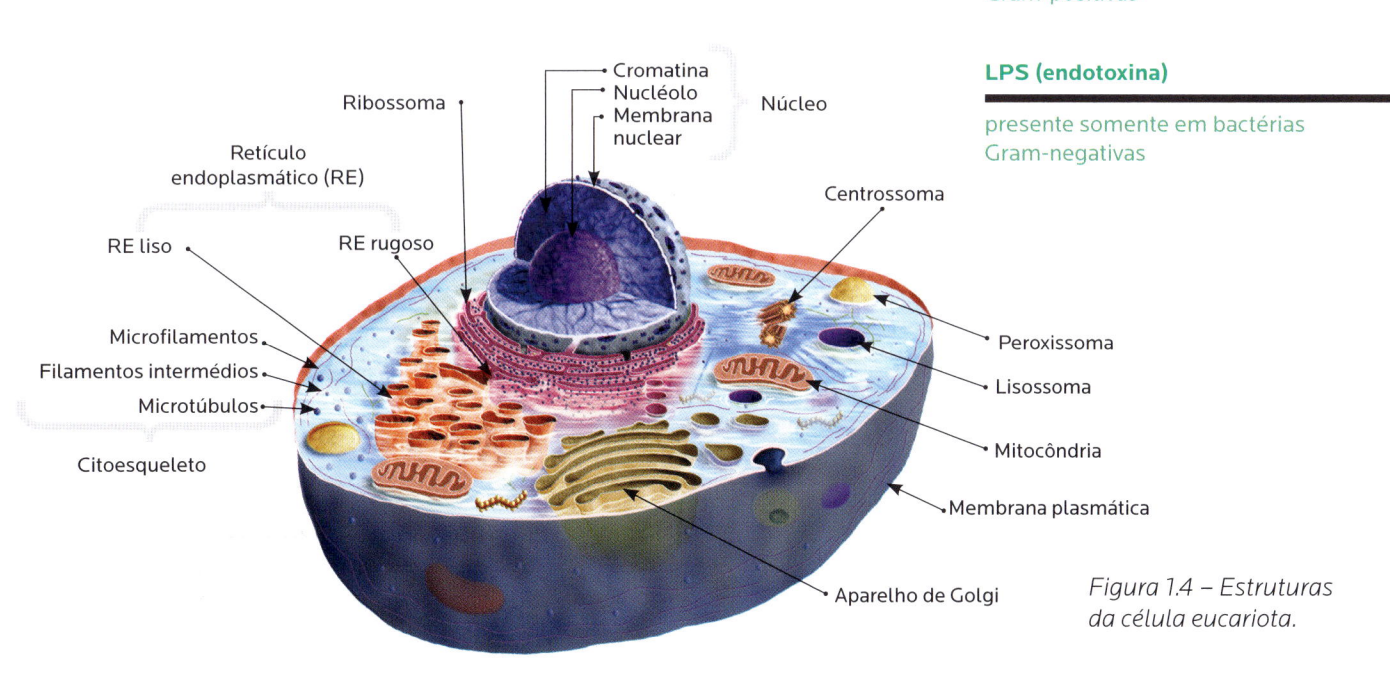

LPS (endotoxina)

presente somente em bactérias Gram-negativas

Figura 1.4 – Estruturas da célula eucariota.

TABELA 1.3 – **Procarioto *versus* eucarioto**

Características	Procarioto	Eucarioto
Diâmetro mais comum (aproximado em µm)	0,2 – 2,0	> 5
Parede celular	Estrutura complexa composta de proteínas, peptidoglicanos e lipídeos	Somente em fungos e plantas; composição difere da parede celular bacteriana
Membrana nuclear	Ausente	Presente
Genoma	Único, molécula de DNA circular	Múltiplo, molécula de DNA linear no núcleo
Organelas*	Ausente	Presente
Divisão celular	Fissão binária	Mitose e meiose

*Incluem mitocôndrias, aparelho de Golgi e retículo endoplasmático.

MORFOLOGIA BACTERIANA

Há diferentes tamanhos e formas para as bactérias. A maioria varia de 0,2 a 2,0 µm de diâmetro e de 2 a 8 µm de comprimento e apresenta algumas formas básicas, como esféricas, cilíndricas e espiraladas:

- células esféricas – denominadas **cocos**, são geralmente arredondadas;
- células cilíndricas ou em forma de bastão – chamadas de **bacilos**;
- células espiraladas ou helicoidais – chamadas de **espirilos**.

Quanto ao arranjo, pode-se observar que algumas espécies de bactérias estão frequentemente aderidas umas às outras, enquanto outras espécies possuem a forma espiralada e normalmente são únicas.

As bactérias que estão aderidas podem crescer em arranjos dependendo do plano de divisão celular; por exemplo, os **cocos** podem ser:

- diplococos (duas células ligadas);
- estreptococos (formando cadeia); ou
- estafilococos (divisão em três planos com agrupamento na forma de cacho de uva).

Os **bacilos** em sua maioria se apresentam isolados. Os diplobacilos aparecem em pares após a divisão, e os estreptobacilos, em cadeias.

As formas **espiraladas** possuem uma ou mais curvaturas, podendo ser denominadas:

LEMBRETE

Geralmente algumas estruturas são encontradas externamente à parede celular das bactérias. Dentre essas estruturas estão o glicocálice, os flagelos e as fímbrias (ou *pili*).

- vibriões (forma de vírgula);
- espirilos (forma helicoidal, espiralada e rígida);
- espiroquetas (forma helicoidal e flexível).

O mecanismo de adesão bacteriana às superfícies ou a outras bactérias constitui o passo inicial da colonização e da patogênese nos quadros de diversas doenças, já que microrganismos que não são retidos rapidamente são eliminados.

ESTRUTURAS DA CÉLULA BACTERIANA

GLICOCÁLICE

O glicocálice bacteriano é um polímero viscoso e gelatinoso que circunda as células, composto por polissacarídeo, polipeptídeo ou ambos. É produzido dentro da célula e secretado para a superfície celular.

Se o glicocálice estiver organizado e firmemente aderido à parede celular, é descrito como **cápsula**; mas, se a substância não estiver organizada e estiver fracamente aderida à parede celular, é denominada **camada viscosa**.

Essa estrutura apresenta diversas funções, como proteção contra o dessecamento e reservatório de alimentos. Dependendo da espécie bacteriana, a aderência e a virulência são as principais funções, e frequentemente protegem as bactérias da fagocitose pelas células do hospedeiro, aumentando a oportunidade de infecção por *Streptococcus pneumoniae*, por exemplo, que, quando capsulado, causa pneumonia.

A cavidade bucal é um ambiente único, com diferentes tipos de superfícies (dura, macia, natural e artificial) que compartilham o mesmo nicho ecológico. A fim de sobreviver nesse "sistema de crescimento aberto", as bactérias precisam aderir tanto aos tecidos macios quanto aos duros.

Na superfície dental, o contato direto entre bactéria e substrato pode ser estabelecido, em nível molecular, por substâncias poliméricas extracelulares (SPEs) produzidas pelas bactérias. Essas substâncias não estão sujeitas ao mesmo tipo de repulsão que as bactérias; portanto, podem facilitar a adesão entre a bactéria e a superfície dentária por várias combinações de ligações químicas (eletrostática, covalente e de hidrogênio), interações dipolo (dipolo-dipolo, dipolo--induzido e íon-dipolo) e interações hidrofóbicas, favorecendo a formação de microcolônias. Consequentemente, o mesmo tipo de bactéria pode ter diferentes níveis de adesividade.

As SPEs produzidas pelos microrganismos desenvolvem um importante papel protegendo a célula da desidratação, já que podem reter água em uma quantidade várias vezes maior que a sua massa, além de se desidratarem lentamente. Em *Pseudomonas aeruginosa*, a presença de polímero ácido urânico densamente distribuído entre as microcolônias aumenta a capacidade de hidratação do biofilme bacteriano.

FÍMBRIAS OU PILI

As fímbrias (ou *pili*) são projeções proteicas que ajudam na aderência

LEMBRETE

Para que ocorra colonização da cavidade bucal, é primordial a aderência bacteriana aos dentes e/ou às superfícies mucosas. Assim, microrganismos que não possuam mecanismos de adesão serão facilmente removidos pelos fluidos bucais.

Fímbrias

Pequenas projeções proteicas (proteína classicamente chamada de pilina) não relacionadas com motilidade e não visíveis em microscopia óptica, somente em microscopia eletrônica.

da bactéria às superfícies, porque facilitam o contato entre superfícies e células; servem de ponte entre a célula e o substrato de adesão, anulam a repulsão eletrostática e podem variar em tamanho e rigidez, chegando a ter várias vezes o tamanho da célula.

Possuem importante função em termos de adesão – não uma adesão inespecífica, mas uma **adesão a receptores**. São conhecidos os chamados F *pili* ou *pili* de fertilidade (*pili* sexuais), que podem transferir material genético, como plasmídeo, para outra célula que não o apresenta.

A fímbria é composta de subunidades de proteína encontradas em uma variedade de superfícies de células (*Escherichia coli, Pseudomonas aeruginosa, Vibrio cholerae*, dentre outras). O papel da fímbria tem sido bastante estudado na adesão de células patogênicas. A interação entre bactéria e hospedeiro depende de uma proteína existente no corpo ou na ponta da fímbria. Esta se liga a receptores específicos no hospedeiro e ativa os genes hospedeiro-célula com a transdução da sinalização, levando ao aumento da adesão ou invasão. Essa estrutura, geralmente alongada para fora do glicocálice, pode auxiliar como uma "ponte" que estabelece contato entre bactérias e a superfície dental.

FLAGELOS

Flagelos

São formados por um complexo de proteínas. As subunidades de proteínas expostas no ponto de inserção do flagelo com a membrana plasmática e a porção filamentosa podem ser, idealmente, posicionadas para mediar a adesão às superfícies animadas e inanimadas.

Os flagelos são órgãos responsáveis pela mobilidade da célula microbiana. São de natureza proteica (flagelina), muito maiores que os cílios, e têm a capacidade de se mover por conta própria. São projeções para o exterior da célula e estão ancorados na membrana citoplasmática. Precisam de muita energia, tendo um aparelho energético próprio.

MORFOLOGIA DOS FUNGOS

Fungos

Existem três grupos principais de fungos:
- bolores;
- cogumelos;
- leveduras.

Os fungos são espécies uni ou multicelulares identificadas por sua aparência física e por seu habitat.

Morfologicamente, os fungos apresentam paredes celulares compostas principalmente de **quitina**, um polímero de N-acetilglicosamina derivado da glicose. Essas paredes são compostas de 80 a 90% de polissacarídeos com proteínas, lipídeos, polifosfatos e íons orgânicos formando uma matriz. São conhecidos por sua baixa exigência nutricional, o que facilita sua sobrevivência em ambientes diversos e a contaminação de produtos de consumo humano.

Os **bolores** são chamados de fungos filamentosos e estão presentes amplamente na natureza, principalmente em alimentos velhos.

O filamento dos bolores recebe o nome de hifa. As hifas podem ser septadas (diferentes unidades celulares uninucleadas) ou cenocíticas (tubo nucleado contendo citoplasma). Elas crescem por alongamento das extremidades, produzindo novos filamentos quando outros são perdidos. A porção da hifa que contêm nutrientes é denominada hifa vegetativa; a porção relacionada com a reprodução é a hifa reprodutiva ou aérea.

As hifas crescem em conjunto formando ramificações que originarão uma massa compacta denominada micélio. A partir do micélio, podem surgir estruturas aéreas chamadas de conídios, que correspondem aos esporos assexuados, frequentemente pigmentados, dando sua coloração ao micélio quando este é formado (amarela, preta, marrom, azul esverdeada, vermelha).

Os **cogumelos** são denominados basidiomicetos filamentosos que formam os corpos de frutificação, parte comestível do cogumelo. Geralmente o cogumelo vive como micélio, crescendo em troncos, em folhas ou no solo. Em situações desfavoráveis, os corpos de frutificação se desenvolvem e formam uma estrutura em forma de chapéu denominada píleo. No interior do corpo de frutificação existem as lamelas, nas quais se formam os basidiósporos, esporos sexuais que são dispersos na natureza e promovem a disseminação da espécie.

As **leveduras** ou fungos unicelulares, na maioria das vezes, são denominadas ascomicetos. As células da levedura são esféricas, ovais ou cilíndricas, não filamentosas, e a divisão celular ocorre por brotamento. As leveduras apresentam dimensões muito maiores que as bactérias e evidentemente organelas intracelulares, como o núcleo. Também produzem esporos sexuais denominados ascósporos.

Existem alguns fungos que são denominados imperfeitos, classificados como deuteromicetos. As espécies mais conhecidas são *Penicillium*, *Aspergillus* e *Candida*. Essas espécies não apresentam esporos sexuais; reproduzem-se por brotamento e podem produzir hifas (Figura 1.5).

Algumas espécies de leveduras, como a *Candida*, podem formar pseudo-hifas, brotos que não se separaram uns dos outros, formando uma cadeia de células. Além das pseudo-hifas, *Candida* também pode produzir hifas que facilitam sua penetração nos tecidos mais profundos, tornando-a patogênica, levando ao desenvolvimento de infecções orais, vaginais, pulmonares e até sistêmicas. *Candida* spp. produz esporos assexuais denominados blastoconídeos, que consistem em um broto originário de uma célula parenteral, ou ainda os clamidósporos, formados do alongamento e alargamento no interior de um segmento de hifa.

LEMBRETE

Alguns bolores possuem esporos sexuais resultantes da fusão dos gametas unicelulares ou de hifas especializadas, responsáveis pela propagação da espécie. Esses esporos são resistentes à desidratação, ao calor, ao congelamento e até a alguns agentes químicos.

Fonte: Adaptada de Madigan e colaboradores.[1]

TABELA 1.4 – Classificação e principais características dos fungos

Grupo	Hifas	Tipo de esporo sexual	Representantes do grupo	Habitat
Ascomicetos	Septadas	Ascósporo	*Neurospora* *Saccharomyces* *Morchella*	Solo, matéria vegetal em decomposição
Basidiomicetos	Septadas	Basidiósporo	*Amanita* (cogumelo venenoso) *Agaricus* (cogumelo comestível)	Solo, matéria vegetal em decomposição
Zigomicetos	Cenocíticas	Zigósporo	*Rhizopus* (bolor do pão)	Solo, matéria vegetal em decomposição
Oomicetos	Cenocíticas	Oósporo	*Allomyces*	Água
Deuteromicetos	Septadas	Nenhum conhecido	*Penicillium* *Aspergillus* *Candida*	Solo, matéria vegetal e animal em decomposição

Figura 1.5 – Fotomicrografia de algumas espécies bem conhecidas de fungos. (A) Rhizopus microsporum – coloração com azul de algodão. Hifas largas e esporos. (B) Aspergillus niger – coloração com azul de algodão. Hifas finas septadas, conidióforos com vesículas recobertas por conídios negros. (C) Saccharomyces cerevisiae – coloração de Gram. Células leveduriformes coradas em roxo. Blastoconídios grandes e esféricos. Às vezes se observam hifas. (D) Candida albicans – coloração de Gram. Células leveduriformes coradas pelo Gram.

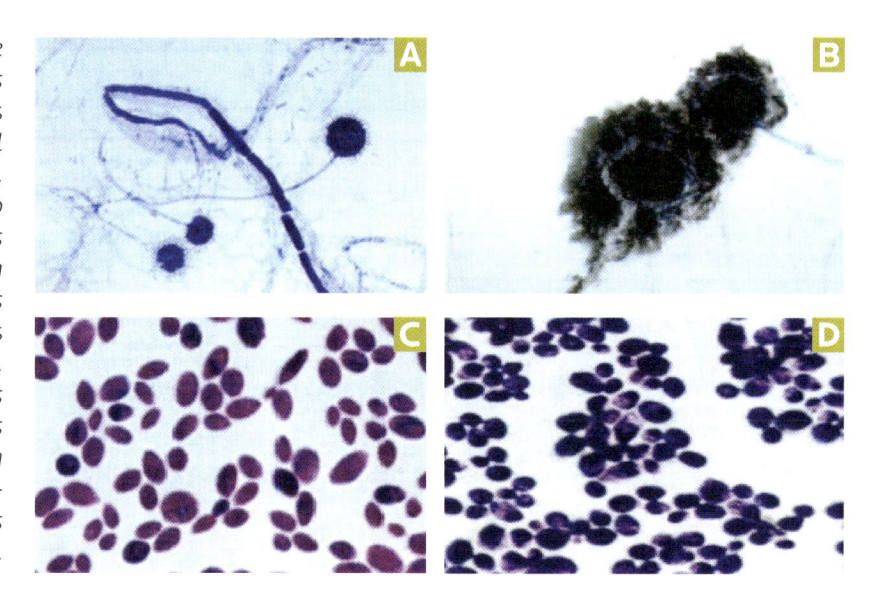

CARACTERÍSTICAS GERAIS DOS VÍRUS

Vírus

Partículas genéticas dotadas de capacidade infecciosa e relacionadas a um número significativo de doenças envolvendo todos os tipos de organismos celulares, como seres humanos, plantas, animais e até microrganismos como as bactérias.

Os vírus são pequenos e de estrutura muito simples, podendo replicar-se independentemente do cromossoma de uma célula, mas não independentemente da própria célula hospedeira. Não possuem ribossomos para síntese proteica ou locais para produção de energia; consequentemente, não realizam as funções de respiração ou biossintéticas.

Seu genoma é de tamanho limitado, codificando principalmente as informações que não são encontradas nas células hospedeiras. Uma vez no interior da célula hospedeira, o vírus redireciona o maquinário genético preexistente dessa célula e suas funções metabólicas para a síntese de componentes estruturais necessários para a montagem de novos virions, em um fenômeno denominado **replicação viral**.

ESTRUTURA VIRAL

A forma extracelular de uma partícula viral ou virion varia de tamanho entre 10 e 300 nanômetros (nm) de diâmetro. Sua estrutura é formada basicamente por um genoma composto por ácido nucleico, como ácido desoxirribonucleico (DNA) ou ácido ribonucleico (RNA) – nunca os dois –, envolvido por um capsídeo, o qual é composto por várias unidades proteicas menores denominadas capsômeros. Ocasionalmente, dependendo do vírus, é envolto ainda por outros componentes macromoleculares, como lipídeos e polissacarídeos, formando um envelope protetor (Fig. 1.6).

Os vírus também são geneticamente simples, contendo de 3 a 77 genes onde armazenam informações transcritas durante sua expressão. Algumas moléculas de ácido nucleico são lineares; outras

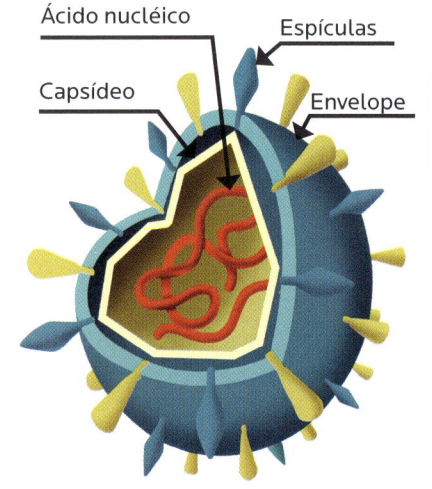

Figura 1.6 – Estrutura de vírus envelopado.

são circulares, podendo ser uma dupla fita de DNA ou uma fita simples de RNA, mas poucos têm uma fita simples de DNA ou duplo filamento de RNA.

Os capsômeros estão dispostos em dois padrões de simetria estrutural do capsídeo: icosaédrico (20 faces triangulares e 12 vértices) e helicoidal. Este último invariavelmente possui genoma de RNA ligado às subunidades proteicas do capsídeo, de modo regular e periódico, em contraste com as interações frouxas observadas no padrão icosaédrico.

Alguns retrovírus, como o vírus da imunodeficiência adquirida (HIV), possuem simetria mista: icosaédrica no capsídeo e helicoidal no cerne de ácido nucleico. Outros, como o vírus da varíola, possuem padrões estruturais ainda mais complexos. Para estes, as estruturas são uma combinação de uma porção helicoidal chamada cauda, presa a uma porção poliédrica chamada cabeça. Bacteriófagos são complexos, podendo possuir estruturas além da cabeça e da cauda, como bainha, placa basal, fixadores e fibras de cauda que auxiliam o virion a se fixar na superfície da bactéria hospedeira (Fig. 1.7).

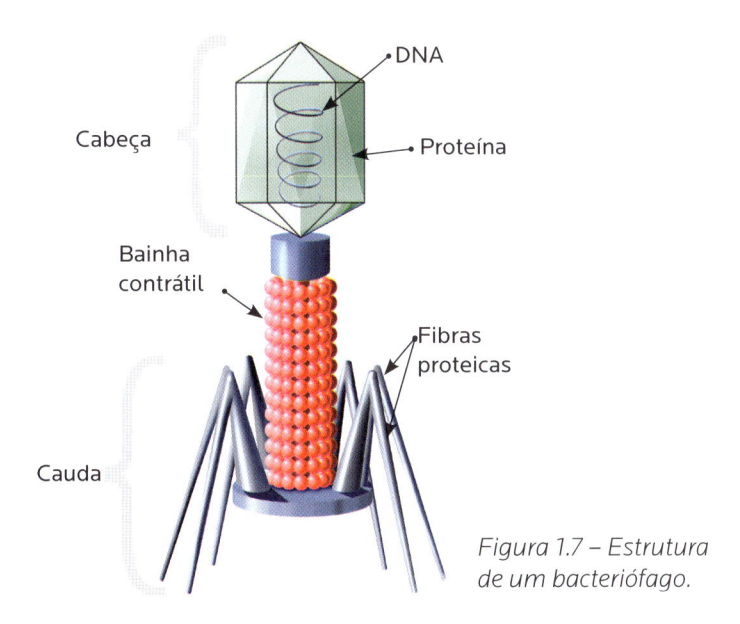

Figura 1.7 – Estrutura de um bacteriófago.

O envoltório ou envelope que circunda o núcleo capsídeo de alguns vírus é composto por proteínas específicas do vírus, além de lipídeos e carboidratos derivados das membranas da própria célula hospedeira. Em alguns casos, as proteínas codificadas pelo genoma viral incluem uma proteína de matriz (proteína M) que reveste a superfície interna do envelope. Algumas glicoproteínas podem projetar-se na estrutura externa do envoltório, sendo conhecidas como espículas. Vírus envelopados são sensíveis a solventes não polares, como o éter, que destrói seu envoltório e limita sua habilidade de infecção.

2

Fisiologia microbiana

CRISTIANE DUQUE
RENATO VARGES
HELVÉCIO CARDOSO CORRÊA PÓVOA
MARIANA FERREIRA DIB JOÃO
DENISE M. PALOMARI SPOLIDORIO

OBJETIVOS DE APRENDIZAGEM

- Conhecer os principais nutrientes necessários para o metabolismo microbiano
- Descrever os principais sistemas de transporte de nutrientes pela membrana celular
- Identificar os mecanismos microbianos de geração de energia
- Descrever os princípios de crescimento dos microrganismos
- Descrever os fatores fisiológicos que influenciam o crescimento microbiano

Para manter a continuidade e a sobrevivência da espécie, os microrganismos realizam diversas reações químicas denominadas **metabolismo celular**, que envolvem a liberação de energia (catabolismo) ou o consumo de energia (anabolismo).

Existem duas fontes principais de energia: a luz solar e os compostos orgânicos e inorgânicos. Os microrganismos que dependem da luz para obter energia são denominados fototróficos, como as cianobactérias e as bactérias púrpuras ou verdes. Os microrganismos quimiotróficos, que utilizam compostos orgânicos (glicose, acetato, entre outros) como fonte de energia, são os quimiorganotróficos, e os que utilizam compostos inorgânicos (ferro, enxofre, hidrogênio) são os quimiolitotróficos.

NUTRIÇÃO MICROBIANA

Para a síntese dos componentes celulares, os microrganismos necessitam de certos elementos químicos: os macronutrientes, os micronutrientes e os fatores de crescimento.

Os **macronutrientes** são elementos utilizados pelo metabolismo microbiano em maiores quantidades. São eles:
- carbono;
- nitrogênio;
- fósforo;
- cálcio;
- potássio;
- magnésio;
- enxofre;
- ferro.

Dentre os macronutrientes, o mais importante é o **carbono**, que constitui mais de 50% do peso seco de uma bactéria, por exemplo. As principais fontes de carbono para os microrganismos que metabolizam os compostos orgânicos são açúcares, aminoácidos, ácidos graxos e bases nitrogenadas.

O macronutriente que compõe 12% do peso seco bacteriano é o **nitrogênio**, contido nos aminoácidos e nos ácidos nucleicos. Compostos orgânicos que contêm nitrogênio são as proteínas; entre os inorgânicos, estão amônia, nitrato e nitrito. As bactérias fixadoras de nitrogênio são capazes de obter nitrogênio da atmosfera.

Os demais macronutrientes apresentam funções diversas:

- fósforo – participa da constituição dos nucleotídeos nos ácidos nucleicos e dos fosfolipídeos das membranas celulares;
- cálcio – auxilia na estabilização da parede celular e na estabilidade dos esporos ao calor;
- potássio e magnésio – requeridos por algumas enzimas;
- enxofre – presente em alguns aminoácidos e em vitaminas.

Outro macronutriente de grande importância é o **ferro**, que participa da respiração, estando presente na constituição de algumas proteínas essenciais como citocromos e outras proteínas transportadoras de elétrons.

Os micronutrientes, também chamados de elementos traços, são utilizados em menor quantidade pelo metabolismo microbiano. São exemplos de micronutrientes cobre, cobalto, zinco, manganês, molibdênio, sódio e muitos outros, que, na sua maioria, participam do metabolismo celular, atuam como ativadores enzimáticos ou desempenham papel estrutural nas enzimas.

Os **fatores de crescimento** são compostos orgânicos indispensáveis para certos organismos como partes de coenzimas, mas que muitos deles não conseguem sintetizar, como vitaminas do complexo B, aminoácidos, purinas e pirimidinas, entre outros. Esses fatores devem estar disponíveis no habitat para que o microrganismo possa crescer.

> **LEMBRETE**
>
> Alguns procariotos são capazes de utilizar o dióxido de carbono como única fonte de carbono e obter energia por meio da luz solar e dos compostos inorgânicos.

PRINCIPAIS SISTEMAS DE TRANSPORTE DE NUTRIENTES PELA MEMBRANA

Os nutrientes são utilizados pela célula principalmente como fonte de carbono e energia, necessários para o crescimento e para a reprodução, fazendo parte das estruturas celulares. Para que os nutrientes necessários ao metabolismo celular consigam chegar à região periplasmática, devem atravessar a parede celular de peptidoglicano e a membrana citoplasmática.

De modo geral, a membrana determina quais moléculas entram e saem de uma célula. Sua composição fosfolipídica lhe confere característica hidrofóbica e forma barreiras para moléculas polares

> **ATENÇÃO**
>
> Bactérias Gram-negativas possuem poros presentes na membrana externa que permitem o transporte de substâncias tanto hidrofóbicas quanto hidrofílicas que não se difundem na membrana. Esses minúsculos poros cheios de água são constituídos por proteínas denominadas porinas e permitem a passagem de moléculas pequenas com peso molecular inferior a 600 daltons sem gasto de energia.

e não polares, permitindo a entrada de moléculas hidrofóbicas diretamente pela membrana, dissolvendo-se nela. As moléculas hidrofílicas, assim como as moléculas que carregam cargas positivas e negativas, como os íons, não têm essa capacidade de atravessar a membrana.

A água passa rapidamente por poros que formam as unidades de membrana, os quais aparecem e desaparecem de acordo com o movimento das moléculas fosfolipídicas. Outras moléculas biologicamente importantes, como oxigênio, gás carbônico e ácidos graxos pequenos, conseguem atravessar as unidades de membrana livremente. As demais moléculas necessitam do auxílio de proteínas transportadoras.

O transporte de nutrientes pelas unidades de membrana pode acontecer por difusão simples, difusão facilitada, transporte ativo e translocação de grupo.

A **difusão simples** acontece quando existe uma diferença no gradiente de concentração de moléculas que cruzam livremente a membrana mediante choques gerados por movimentos aleatórios. Essas moléculas tendem a se difundir do meio de maior concentração para o de menor concentração, até que estejam uniformemente distribuídas pelo espaço disponível. A água segue esse princípio de difusão e atravessa a membrana em direção ao meio em que as moléculas do soluto estão mais concentradas e com menor concentração de moléculas de água. Esse fenômeno é conhecido como **osmose** (Fig. 2.1 A).

Um processo semelhante à difusão simples é a **difusão facilitada**, em que moléculas que não conseguem se difundir por meio das unidades de membranas, como a maioria dos açúcares, são conduzidas do meio de maior gradiente para o de menor gradiente por meio de proteínas transportadoras (ou permeases) que fazem a intermediação da difusão ligando-se especificamente a um composto de um lado da membrana e soltando no outro, como enzimas que catalisam a reação. Um exemplo é o transporte de lactose em *Escherichia coli* (Fig. 2.1 B).

Quando as proteínas transportadoras transportam moléculas como aminoácidos e vitaminas contra o gradiente, ou seja, da região de menor concentração do soluto para uma região de maior concentração do soluto, observa-se gasto energético. Esse processo denomina-se **transporte ativo**. Para esse processo, a célula usa trifosfato de adenosina (ATP) ou um gradiente de prótons para bombear nutrientes para seu interior. O sistema ABC (de ATP *binding cassette*) é utilizado por bactérias Gram-negativas para transportar moléculas para o interior da célula, dependente da presença de energia (ATP). Esse sistema utiliza um transportador que é dependente de proteínas periplasmáticas para atravessar a membrana celular e é utilizado para o transporte de maltose em *E. coli* (Fig. 2.1 C).

A translocação de grupo é um processo semelhante ao transporte ativo, mas que ocorre entre bactérias e apenas para algumas moléculas. Nesse processo, a molécula é transportada para dentro da célula e ao mesmo tempo é quimicamente alterada para uma forma molecular um pouco diferente. Essa mudança evita que a molécula saia do microrganismo, funcionando como um mecanismo de interceptação. Exemplo disso é o sistema de fosfotransferase em *E. coli* para transporte de glicose, manose e frutose (Fig. 2.1 D).

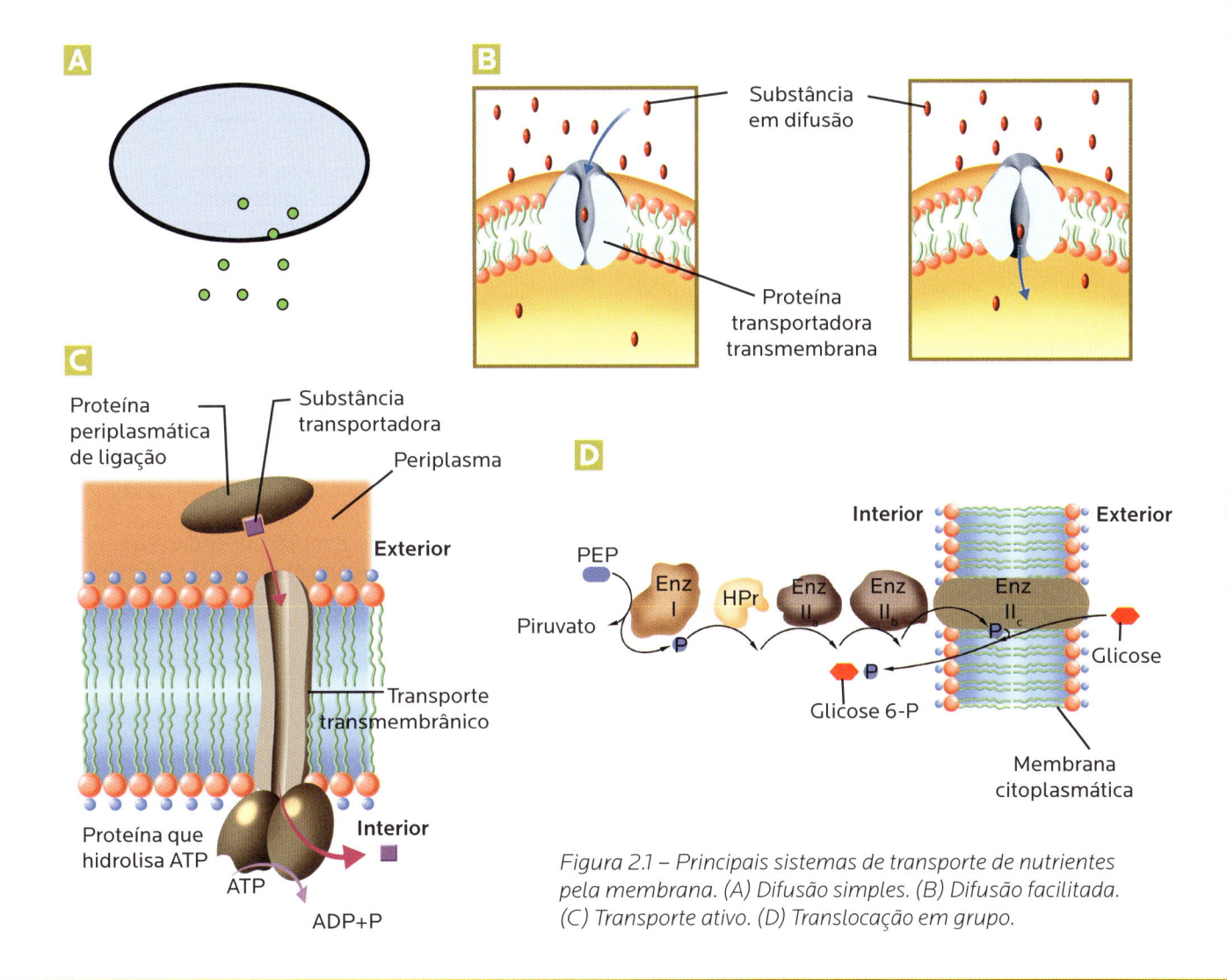

Figura 2.1 – Principais sistemas de transporte de nutrientes pela membrana. (A) Difusão simples. (B) Difusão facilitada. (C) Transporte ativo. (D) Translocação em grupo.

MECANISMOS DE GERAÇÃO DE ENERGIA

As reações químicas são basicamente processos de transferência de energia de ligações químicas de moléculas existentes para outras moléculas recentemente formadas.

Para a liberação de pequenas quantidades de energia, são necessárias **reações catabólicas e anabólicas**. As principais são:

- fosforilação em nível de substrato, em que o fosfato é removido do composto químico e adicionado ao difosfato de adenosina (ADP);
- fosforilação oxidativa ou reação de oxidação e redução (redox), em que elétrons são removidos ou adicionados a uma substância, havendo liberação de energia para a síntese de ATP;
- fotofosforilação, em que a luz é a fonte energética.

Reações químicas

Processos de transferência de energia de ligações químicas de moléculas existentes para outras moléculas recentemente formadas.

Organismos **quimiotróficos**, que utilizam compostos químicos como doadores de elétrons no metabolismo, conservam a energia mediante mecanismos como a fermentação ou a respiração. Na fermentação, o processo redox ocorre na ausência de aceptores finais de elétrons, e o ATP é produzido por fosforilação em nível de substrato durante o catabolismo de um composto orgânico. Na respiração, o oxigênio molecular ou outro aceptor atua como aceptor final de elétrons, e o ATP é produzido por fosforilação oxidativa à custa da força de prótons.

A **fermentação** pode ser classificada em homolática ou alcoólica. A homolática é realizada por bactérias que produzem ácido lático, como *Streptococcus* e *Lactobacillus*, a partir da deterioração de alimentos. A fermentação alcoólica é produzida por bactérias e leveduras, e os produtos finais são o dióxido de carbono e o etanol, muito utilizados comercialmente para a produção de bebidas alcoólicas e pães, como a espécie *Saccharomyces*.

A **respiração** pode ser aeróbia ou anaeróbia. Na primeira, é requerido oxigênio para sua realização, sendo ele o aceptor final de uma reação altamente energética (38 ATPs). A respiração anaeróbia não apresenta oxigênio e tem baixo rendimento energético (2 ATPs), e o aceptor final da reação são os compostos inorgânicos.

O metabolismo aeróbio fornece mais energia por molécula oxidada do substrato do que a fermentação. Assim, microrganismos anaeróbios que realizam fermentação devem modificar mais moléculas do substrato para obter a mesma quantidade de energia (Fig. 2.2).

Figura 2.2 – Visão geral da respiração e da fermentação.

Fonte: Tortora e colaboradores.[1]

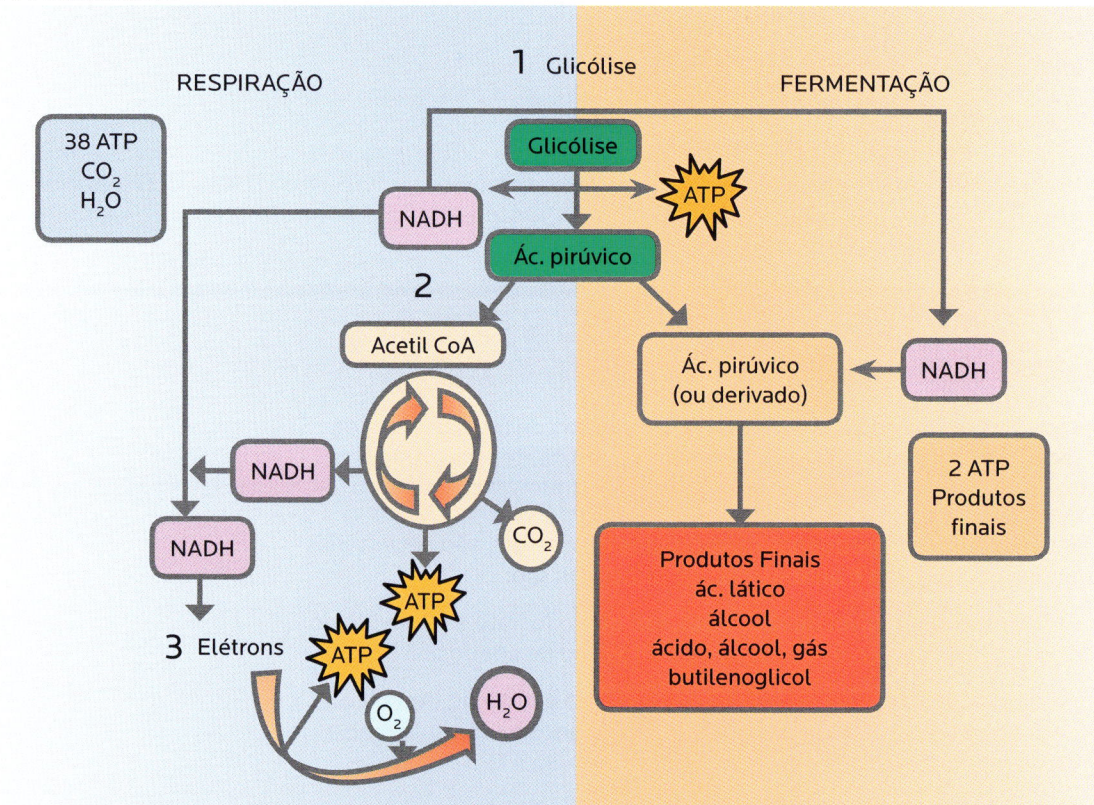

Nas reações catabólicas de respiração e fermentação, são observadas sequências de reações químicas catalisadas por diferentes enzimas, que convertem carboidratos em compostos intermediários. No processo de conversão do substrato para metabólitos precursores, o nicotinamida adenina dinucletídeo fosfato (NADP) é reduzido e o ATP é formado.

Nas reações de desidrogenação, os prótons são removidos juntamente com os elétrons por oxidação, enquanto na reação de hidrogenação os prótons são adicionados por meio de reduções da molécula. Entretanto, os átomos de hidrogênio não são transferidos diretamente entre os metabólitos intermediários; eles são temporariamente ligados ao nicotinamida adenina dinucleotídeo (NAD) e ao flavina adenina dinucleotídeo (FAD) formando reservas de hidrogênio da célula ou conferindo poder redutor a ela.

A respiração envolve três etapas principais: a glicólise, o ciclo de Krebs e a cadeia ou sistema transportador de elétrons.

A **glicólise** é a quebra gradativa de uma molécula de glicose até o ácido pirúvico na ausência do oxigênio, ou seja, é uma fase anaeróbia da respiração celular em que são produzidas pequenas quantidades de ATP.

A glicólise envolve duas etapas. A primeira é a preparatória, em que ocorre a fosforilação da molécula de glicose de seis carbonos e a quebra em duas moléculas de três carbonos: gliceraldeído-3-fosfato (GP) e di-hidroxiacetona fosfato (DHAP). O DHAP é convertido em GP. Na segunda etapa, a de conservação de energia, as duas moléculas são convertidas em ácido pirúvico, liberando 4 ATPs (Fig. 2.3).

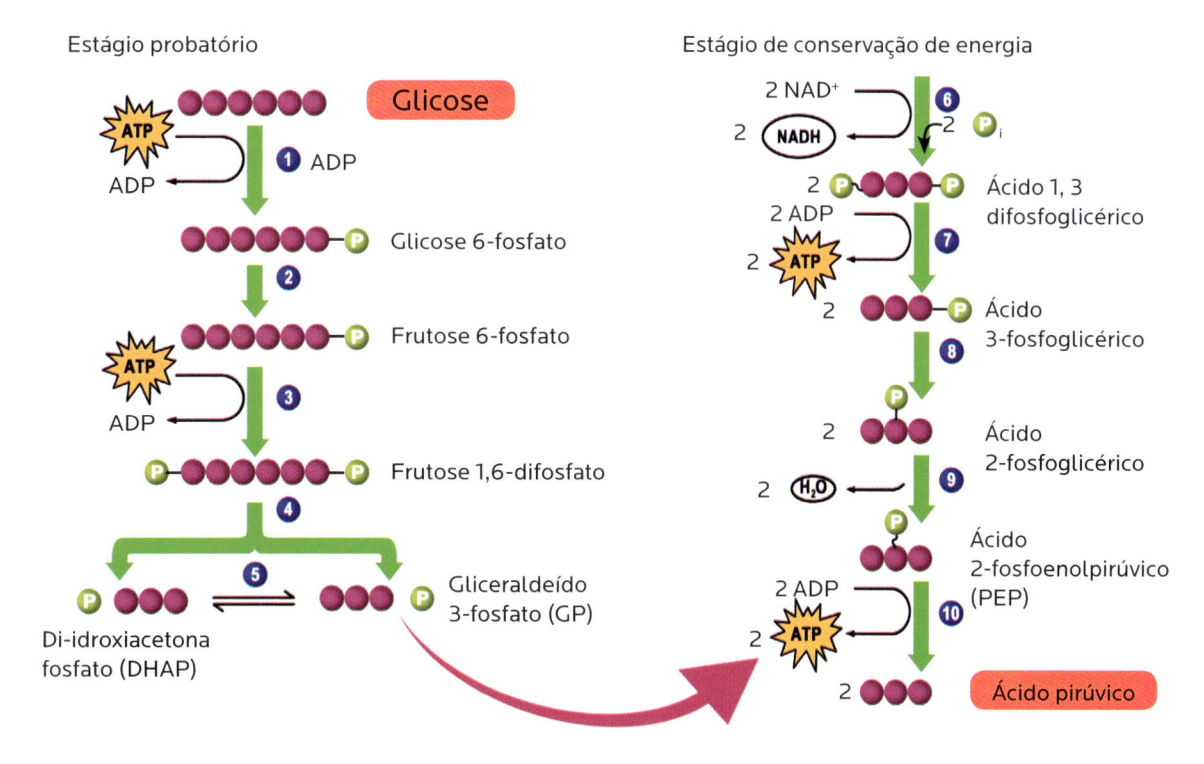

Figura 2.3 – Reações de glicólise para os processos de respiração e fermentação.
Fonte: Tortora e colaboradores.[1]

O **ciclo de Krebs** ou do ácido cítrico, conhecido ainda como ciclo dos ácidos tricarboxílicos, forma moléculas de dióxido de carbono e átomos de hidrogênio como produtos finais de uma série de reações enzimáticas.

Para iniciar o ciclo de Krebs, o ácido pirúvico perde dois carbonos do grupo acetil, na chamada descarboxilação. Esse grupo se liga à coenzima A (CoA), formando o complexo acetil-CoA. Ao entrar no ciclo de Krebs, o grupo acetil se desliga da CoA e forma o ácido cítrico a partir da combinação com o ácido oxalacético. Cada reação é catalisada por uma enzima específica e envolve a liberação de NADH ou $FADH_2$. O ciclo de Krebs segue com a formação do ácido isocítrico, que posteriormente é convertido em ácido α-cetoglutárico pela perda de dois hidrogênios e pela liberação de dois carbonos que originarão CO_2.

Ao final do ciclo de Krebs, a CoA é adicionada, formando a succinil--CoA, que se converte em ácido succínico e libera ATP (Fig. 2.4). A última fase da respiração é o transporte de elétrons. As duas moléculas de NADH podem doar dois pares de átomos de hidrogênio para a cadeia de transporte de elétrons, rendendo 4 ATPs por quimiosmose.

A energia para a realização da quimiosmose vem do gradiente formado na membrana pela passagem de elétrons ou átomos de hidrogênio pela cadeia de transporte de elétrons. Os prótons (H^+) liberados a partir de NADH e $FADH_2$ serão transferidos ao **sistema transportador de elétrons**, composto de citocromos que ajudam na fosforilação oxidativa de ADP para ATP e nas ligações do hidrogênio com o oxigênio para formar água.

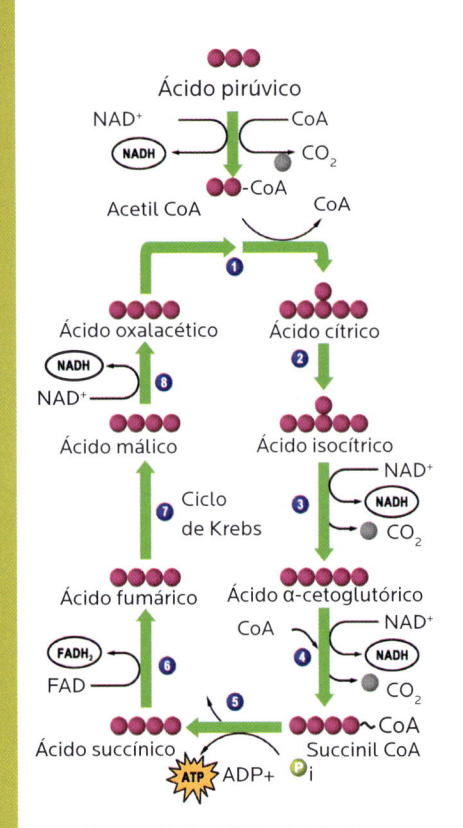

Figura 2.4 – Ciclo de Krebs com o processo total da respiração.

Fonte: Tortora e colaboradores.[1]

Nas fases aeróbias da respiração celular, o oxigênio é usado como aceptor final do hidrogênio após uma série de reações moleculares controladas por enzimas específicas (Fig. 2.5). Mesmo na presença de oxigênio, os anaeróbios estritos não conseguem realizar essa via metabólica, uma vez que não possuem as enzimas e as coenzimas necessárias para essa catálise. Assim, ao final da reação, o aceptor final para anaeróbios pode ser o íon nitrato (NO_3^-), o sulfato (SO_4^{-2}) ou ainda o carbonato (CO_3^{-2}), dependendo da bactéria.

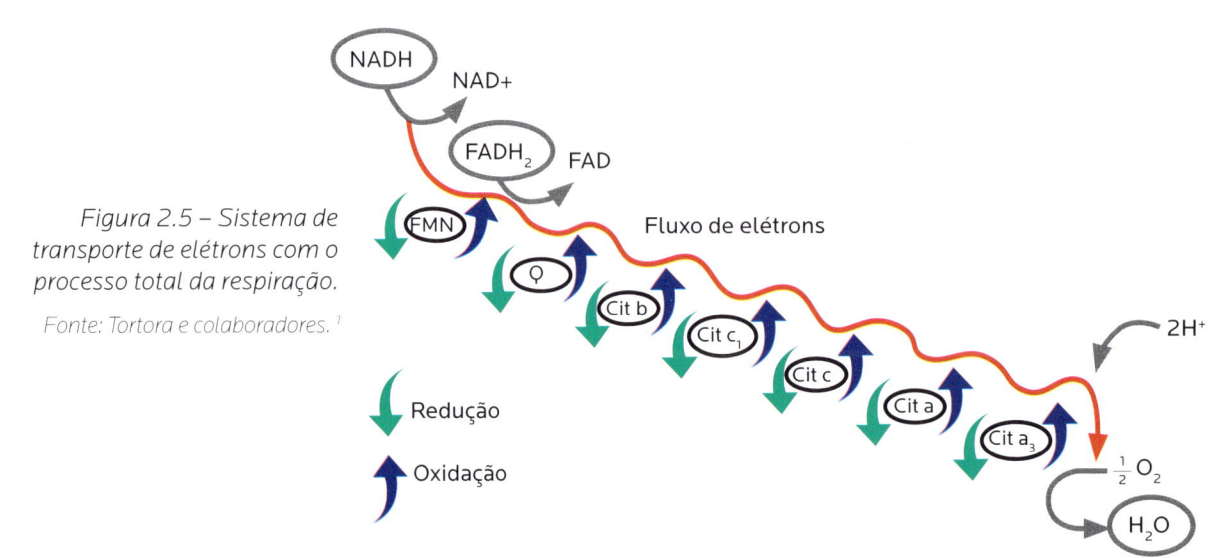

Figura 2.5 – Sistema de transporte de elétrons com o processo total da respiração.

Fonte: Tortora e colaboradores.[1]

Cada ciclo da respiração forma quatro metabólitos precursores como intermediários, sendo uma molécula de ATP, duas de NADPH e uma de $FADH_2$-. O processo completo de respiração celular de uma molécula de glicose rende 38 moléculas de ATP, sendo duas delas obtidas na fase da glicólise e duas na fase do ácido cítrico; as 34 restantes resultam da fosforilação oxidativa no sistema transportador de elétrons.

Existem duas vias alternativas à glicólise, mas que podem ocorrer simultaneamente a ela. A primeira é a via pentose-fosfato, a qual produz duas moléculas de NADPH que geram quatro moléculas de ATP a partir de pentoses intermediárias, muito úteis para a formação de ácidos nucleicos, glicose e certos aminoácidos. A segunda é a via Entner-Doudoroff, que produz duas moléculas de NADPH e uma de ATP a partir da fosforilação da molécula de glicose.

A fermentação do ácido lático ocorre pela via da glicólise, também denominada via de Embden-Meyerhof, em que uma molécula de glicose é metabolizada produzindo duas moléculas de piruvato, duas de ATP e duas de NADH. Para reoxidar as duas moléculas de NADH, o piruvato é reduzido a ácido lático. Assim, quase todo poder redutor é oxidado à medida que é formado. Na fermentação alcoólica, o piruvato é convertido em dióxido de carbono e etanol. Na fermentação mista, o piruvato é convertido em pelo menos seis produtos finais diferentes. Na fermentação, os átomos de hidrogênio liberados após o processo glicolítico se ligam a moléculas orgânicas em vez de se ligar ao oxigênio (ver Fig. 2.3).

Além do catabolismo de carboidratos, outros produtos podem ser utilizados como fonte de energia, entre eles os lipídeos e as proteínas. Os lipídeos são convertidos em glicerol e ácidos graxos pelas lipases que sofrem transformações específicas para entrarem na via da glicólise. As proteínas são quebradas pelas proteases e peptidases em moléculas menores, os aminoácidos, que podem entrar no ciclo de Krebs após um processo de perda do grupo amino – desaminação, seguida de descarboxilação e desidrogenação.

CRESCIMENTO MICROBIANO

Na maioria dos procariotos, o crescimento ocorre pela divisão celular, gerando duas células-filhas a partir de uma célula-mãe, em um processo denominado **fissão binária**.

Em fungos, a reprodução pode se dar por **brotamento**. Durante o crescimento, há aumento do número de todos os constituintes celulares para que cada célula-filha tenha uma cópia exata do que a célula-mãe apresentava, incluindo material genético e demais moléculas. O tempo de cada ciclo de crescimento – tempo de geração, que envolve a duplicação celular – varia de espécie para espécie; algumas são extremamente rápidas, como no caso da *E. coli*, que tem ciclo de crescimento ou geração de 20 minutos.

Crescimento microbiano

Termo definido em microbiologia como um aumento no número de células. Com o aumento dos processos metabólicos e com o fato de que todas as células têm um tempo determinado na natureza, os microrganismos conduzem seu metabolismo para a reprodução.

DIVISÃO CELULAR EM PROCARIOTOS

A divisão celular em procariotos inicia-se com a replicação do DNA. Ao término da síntese da nova molécula de DNA, proteínas denominadas de Fts (de "filamentoso termossensível") iniciam a formação do divisomo, maquinaria no centro da célula que contém proteínas essenciais para a divisão celular. Essas proteínas formam um anel no espaço entre os nucleoides duplicados, o anel FtsZ.

Nesse momento, começam a ser produzidos os compostos da parede celular, como o peptidoglicano, e as enzimas autolisinas criam pequenos espaços na parede antiga, na região do anel FtsZ (Fig. 2.6). Neste local serão adicionados os novos componentes da parede celular, com auxílio de uma molécula de bactoprenol, um carreador lipídico que transporta os blocos de peptidoglicano para que sejam unidos à parede antiga por ligação glicosídica, em um processo denominado transpeptidação. Esse processo é mediado por enzimas ligantes de penicilina (PBP, de *penicillin binding proteins*), que têm afinidade pelo antibiótico penicilina, o qual inativa sua ação e promove a lise celular.

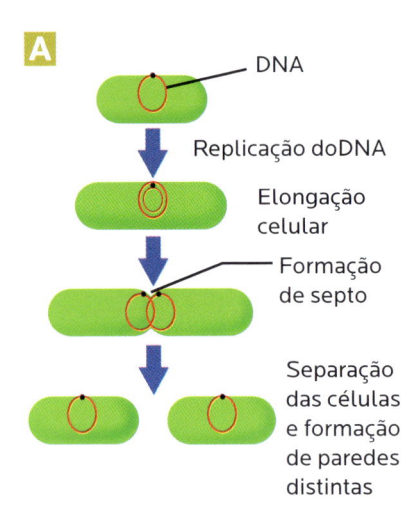

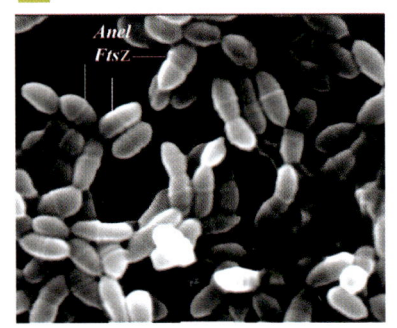

Figura 2.6 – Fissão bacteriana. (A) Esquema demonstrando uma sequência de divisão celular. (B) Microscopia eletrônica de varredura mostrando células de Streptococcus mutans *em divisão.*

Fonte Figura A: Madigan e colaboradores.[2]

MEIOS DE CULTURA

Para obter o crescimento dos microrganismos em condições artificiais no laboratório, é necessário que eles sejam cultivados em meios de cultura adequados às suas exigências nutricionais e à sua capacidade biossintética.

Há uma grande variedade de meios de cultura, pois a composição de cada meio depende diretamente da sua finalidade. Existem meios de cultura para bactérias, fungos (que exigem maior quantidade açúcar e pH reduzido), protozoários (microrganismos mais exigentes) e algas (dependendo se são foto ou heterotróficas). Em razão dessa grande variedade de meios de cultura, podemos classificá-los de diferentes formas.

Existem duas grandes classes de meios de cultura: os **quimicamente definidos** e os **indefinidos ou complexos**. Na primeira classe, os meios são preparados com quantidades exatas de compostos químicos, quando é necessário estudar uma espécie em particular. Os meios definidos podem ser obtidos comercialmente ou produzidos em laboratório. Os meios complexos são compostos geralmente por caseína, carne, soja ou levedura, que podem ser metabolizados, fornecendo alta quantidade de nutrientes, embora em quantidades não definidas. Exemplos de meios complexos são o *brain heart infusion* (BHI – meio de infusão cérebro-coração) ou o *tryptic soy broth* (TSB – caldo tríptico de soja).

Em laboratório, os meios de cultura podem estar em diferentes estados físicos, podendo ser classificados como:

- **líquidos**, utilizados para cultivo e armazenamento de culturas microbianas puras;

- **semissólidos**, utilizados para identificação microbiana por meio de provas bioquímicas específicas;
- **sólidos**, utilizados para isolamento, identificação e visualização de colônias microbianas.

Os meios de cultura também podem ser classificados como seletivos e/ou diferenciais para determinada espécie ou grupo.

Meios seletivos são aqueles acrescidos de componentes que inibem o crescimento de determinados microrganismos, selecionando aqueles que terão condições de crescer com esses componentes. Um exemplo disso é a adição de cristal violeta, que em certa concentração inibe o crescimento de bactérias Gram-positivas e em nada interfere na multiplicação das Gram-negativas. Outra forma de tornar um meio de cultura seletivo é pela adição de um determinado açúcar como única fonte de carbono, em que somente bactérias capazes de metabolizá-lo crescerão. Exemplos de meios seletivos comercializados são Sabouraud dextrose para isolamento de leveduras do gênero *Candida* e ágar Mitis Salivarius para isolamento de estreptococos grupo mutans (Fig. 2.7).

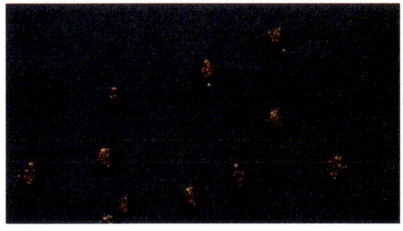

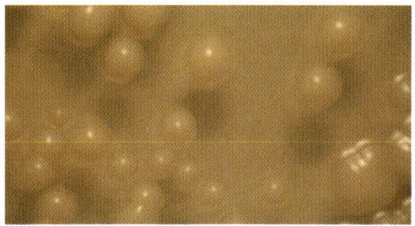

Figura 2.7 – Meios de cultura seletivos. (A) Colônias de estreptococos grupo mutans em ágar Mitis Salivarius bacitracina. (B) Colônias de Candida *spp. em ágar Sabouraud dextrose.*

Meios de cultura classificados como diferenciais são aqueles acrescidos de componentes químicos e/ou reagentes que possibilitam um crescimento diferenciado, permitindo que se diferenciem espécies bacterianas distintas. Um exemplo é a inoculação de diferentes bactérias em ágar sangue, em que algumas bactérias são capazes de hemolisar hemácias, e meios para testes bioquímicos de fermentação de carboidratos.

Um meio pode reunir características que permitam classificá-lo como **seletivo e diferencial ao mesmo tempo**, ou seja, é seletivo para determinado grupo de bactérias e permite a diferenciação de gêneros e espécies dentro daquele grupo. Exemplos de meios seletivo-diferenciais comercializados são o CHROMagar *Candida* (Fig. 2.9A) e o CHROMagar *Staphylococcus* (Fig. 2.9B).

Para o cultivo dos microrganismos em laboratório, é primordial que seja realizada a **esterilização** dos meios de cultura e de outros materiais que entrarão em contato com o microrganismo a ser cultivado, de preferência em autoclave a 121° C por 15 minutos. No momento da manipulação, deve-se manter a esterilidade dos meios e dos instrumentos necessários para o cultivo (repique), evitando contaminantes do ambiente. O repique microbiano deve ser realizado em câmaras de fluxo laminar previamente descontaminadas ou ao redor da chama de bicos de Bunsen em bancadas.

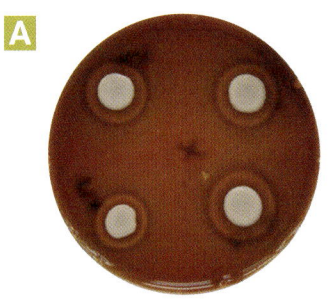

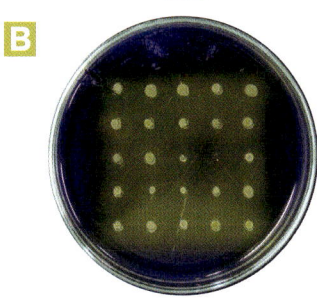

Figura 2.8 – Meios de cultura diferenciais. (A) Hemólise de Candida albicans *em meio ágar sangue. (B) Teste bioquímico para S. mutans. Meio tioglicolato acrescido de sorbitol e púrpura de bromocresol – as amostras que metabolizam o carboidrato convertem a cor púrpura em amarela.*

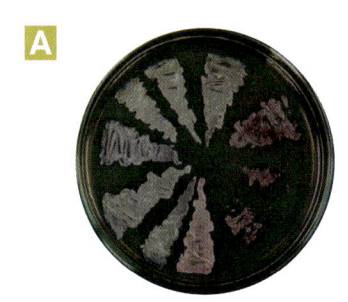

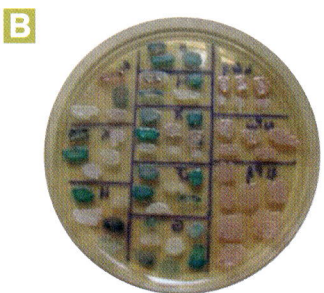

Figura 2.9 – Meios de cultura seletivo-diferenciais. (A) CHROMagar para diferentes espécies de Candida. *(B) CHROMagar para diferentes espécies de* Staphylococcus.

CURVA DE CRESCIMENTO

O crescimento microbiano típico de uma determinada cultura pode ser representado por uma curva de crescimento, obtida pela contagem da população em determinados momentos de seu crescimento após a inoculação em meio líquido. Essa curva é constituída por quatro fases: fase lag, fase log, fase estacionária e fase de declínio (ou morte), e o crescimento ocorre de forma exponencial (Fig. 2.10).

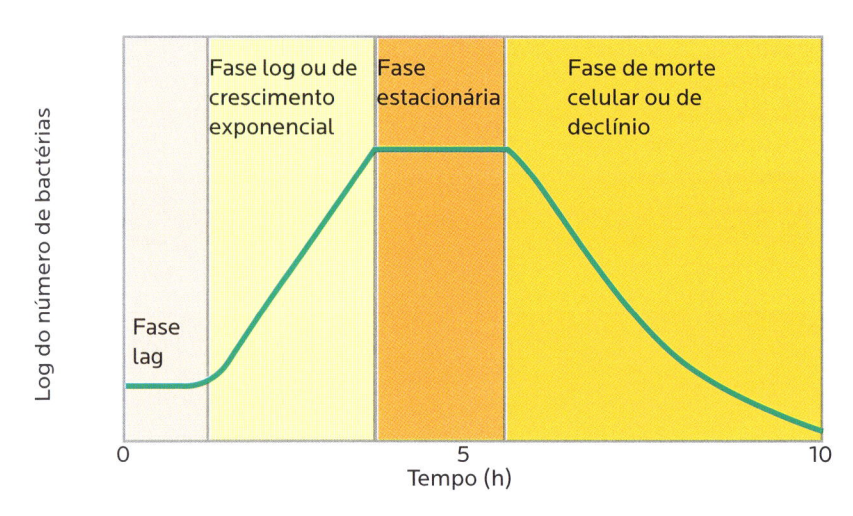

Figura 2.10 – Curva de crescimento microbiano.

FASE LAG

LEMBRETE

A fase lag só não ocorre quando uma cultura em fase exponencial é transferida para outro meio.

Durante a fase lag ocorre pouca ou nenhuma divisão celular, já que este é um período no qual as células estão se adaptando ao novo ambiente, permanecendo em **estado de latência**. Há uma intensa atividade metabólica, como síntese de DNA, proteínas e enzimas, principalmente quando as células sofreram algum dano ou foram transferidas para um ambiente mais pobre em nutrientes.

FASE LOG OU EXPONENCIAL

A fase exponencial se caracteriza pelo **aumento do número de células**. É durante essa fase que as células se encontram mais ativas e nas melhores condições. A taxa de crescimento varia muito de microrganismo para microrganismo, além de ser influenciada pelas condições ambientais. As células que estão no meio da fase exponencial são usadas na maioria dos estudos enzimáticos e de outros componentes celulares.

FASE ESTACIONÁRIA

Quando as células chegam à fase estacionária, ocorre uma **diminuição na taxa de divisão celular** até o ponto no qual o número de células viáveis é igual ao de células mortas. Há também um decréscimo na atividade metabólica decorrente de alterações nutricionais e químicas do ambiente, geralmente redução de nutrientes e aumento de produtos de excreção microbiana, que interrompem o crescimento.

FASE DE MORTE OU DECLÍNIO

É um período em que a falta de nutrientes, as alterações no pH e o acúmulo de metabólitos tóxicos tornam o aumento da população inviável. Por causa desses fatores, ocorre a **morte celular,** e o número de células mortas se torna maior do que o de células viáveis.

FATORES FISIOLÓGICOS QUE INFLUENCIAM O CRESCIMENTO MICROBIANO

Diversos fatores oriundos do hospedeiro podem influenciar a composição microbiana, a atividade e a estabilidade da microbiota residente (homeostase microbiana) em determinado sítio e resultar em um **rearranjo da composição** e das atividades dessa comunidade. Tal mudança pode predispor o sítio a uma doença (Fig. 2.11).

Os fatores necessários para o crescimento microbiano podem ser divididos em físicos e químicos. Os **fatores físicos** incluem temperatura, pH e potencial redox. Os **fatores químicos** incluem fontes de carbono, nitrogênio, enxofre, fósforo, oligoelementos, oxigênio e fatores orgânicos de crescimento.

ATENÇÃO

O fato de certos microrganismos estarem isolados em um habitat indica que todas as suas necessidades de crescimento estão sendo atendidas; entretanto, este pode sofrer modificações que podem selecionar a microbiota. Na cavidade bucal, por exemplo, as condições ambientais variam em diferentes sítios e superfícies durante a transição da saúde para a doença.

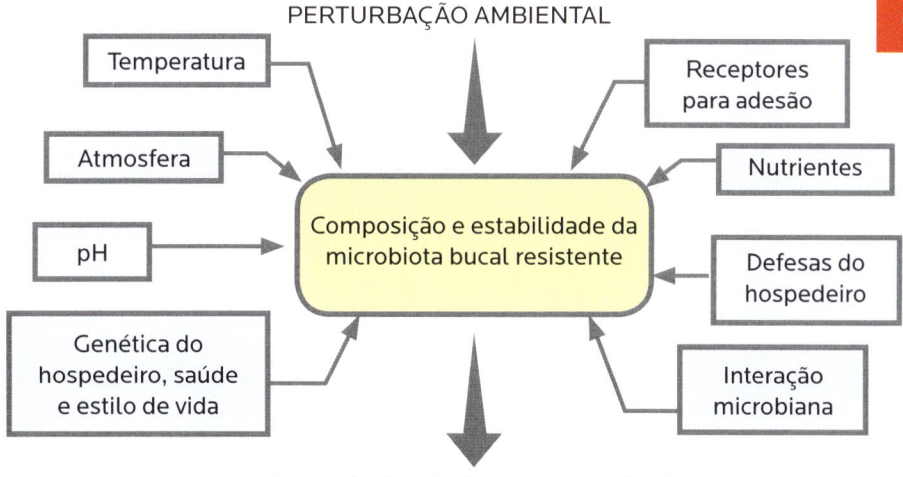

Figura 2.11 – Fatores que interferem na composição microbiana.
Fonte: Adaptada de Marsh e Devine.[3]

TEMPERATURA

A maioria dos microrganismos cresce bem nas temperaturas ideais para os seres humanos. No entanto, certas bactérias são capazes de crescer em temperaturas extremas, em que a maioria dos organismos eucariotos não sobreviveria.

Os microrganismos podem ser divididos em três grupos, de acordo com a variação de temperatura na qual crescem melhor:

LEMBRETE

Cada espécie bacteriana cresce a uma temperatura específica mínima, ótima e máxima.

Temperatura mínima
É considerada a menor temperatura em que a espécie é capaz de crescer.

Temperatura ótima
É aquela em que a espécie apresenta o melhor crescimento.

Temperatura máxima
É a temperatura mais alta em que ainda é possível haver crescimento.

- psicrófilos – microrganismos que crescem em baixas temperaturas;
- mesófilos – crescem em temperaturas moderadas;
- termófilos – crescem em altas temperaturas.

Os **microrganismos psicrófilos** são encontrados nas profundezas dos oceanos e em regiões polares. Esse grupo de microrganismos pode crescer a 0° C, mas sua temperatura ótima de crescimento é 15° C.

Os microrganismos mais facilmente encontrados são os **mesófilos**, cuja temperatura ótima de crescimento varia entre 25 e 40° C. Assim, esses microrganismos se adaptaram para viver no corpo humano. Sabe-se que uma pequena elevação na temperatura pode alterar a ecologia de um local, levando à competitividade de organismos.

Do ponto de vista bucal, sítios subgengivais com presença de **inflamação** apresentam temperaturas mais altas, elevando assim proporções de *Prevotella intermedia*, *Aggregatibacter actinomycetemcomitans* e *Porphyromonas gingivalis*. Pequenas mudanças na temperatura em sítios inflamados também podem alterar significativamente a expressão de determinados genes bacterianos. Uma elevação na temperatura para 39-41° C altera a expressão de protease de *P. gingivalis*, bem como o gene que codifica a principal proteína das fímbrias que medeia a adesão da bactéria às células do hospedeiro.

Os **termófilos** são microrganismos capazes de crescer em altas temperaturas (p. ex., em águas termais ou águas encontradas em solo aquecido pelo Sol). Entretanto, muitos termófilos não conseguem crescer em temperaturas abaixo de 45° C. Eles possuem temperatura ótima de crescimento entre 50 e 60° C.

PH

ATENÇÃO
A troca na composição bacteriana do biofilme decorrente de alterações no pH bucal predispõe a superfície à lesão de cárie dentária.

A maioria dos microrganismos, incluindo boa parte daqueles que vivem na cavidade bucal, requerem um **pH próximo da neutralidade** para um crescimento ótimo (entre 6,5 e 7,5) e são mais sensíveis aos extremos de acidez ou alcalinidade. Poucos microrganismos são capazes de crescer em pH ácido, como 4,0, mas, quando o fazem, são chamados de **acidúricos**, apresentando alto grau de tolerância à acidez.

O pH de muitas superfícies bucais é regulado pela **saliva**, que possui pH entre 6,75 e 7,25. Após o consumo de açúcar, o pH do biofilme pode cair rapidamente para 5,0, em razão da produção dos ácidos da fermentação. Dependendo da frequência e da quantidade de ingestão de açúcar, a microbiota ficará exposta a mudanças de pH.

LEMBRETE
A saliva contém aminoácidos, peptídeos, proteínas e glicoproteínas (que também agem como fonte de açúcares), vitaminas e gases, além de ter função tamponante na cavidade bucal.

Muitas bactérias predominantes do biofilme bucal associadas a locais saudáveis podem tolerar condições breves de baixo pH, mas podem ser inibidas ou mortas por causa de exposições mais frequentes ou prolongadas a determinadas condições ácidas. Isso pode resultar no acúmulo de espécies ácido-tolerantes (**acidúricas**), especialmente *S. mutans* e *Lactobacillus* spp., que normalmente estão em menor concentração no biofilme dental em sítios saudáveis.

NUTRIENTES

Os microrganismos que compõem a microbiota residente de um local são dependentes da dieta, dos tecidos ou secreções do hospedeiro ou dos próprios microrganismos que vivem no local, e esses fatores são essenciais para seu crescimento.

Na cavidade bucal, nutrientes como aminoácidos, proteínas e glicoproteínas são provenientes principalmente da saliva, embora o fluido crevicular gengival (FCG) seja outra fonte potencial.

ATMOSFERA GASOSA

Os microrganismos necessitam de quantidades variadas de gases como carbono, oxigênio, dióxido de carbono, nitrogênio e metano.

O **carbono** é essencial para a síntese de todos os compostos orgânicos necessários para a viabilidade celular. A maioria dos microrganismos requer algum tipo de composto orgânico como fonte de carbono, o qual pode ser de diferentes variedades (aminoácidos, ácidos orgânicos, açúcares, bases nitrogenadas).

O dióxido de carbono é utilizado por todas as células para diferentes reações químicas; já o oxigênio é requerido para alguns microrganismos, mas é tóxico para outros. Dessa maneira, os microrganismos podem ser divididos de acordo com a resposta ao oxigênio gasoso em aeróbios, facultativos, anaeróbios e microaerófilos.

Os microrganismos que utilizam o oxigênio molecular (**aeróbios**) são capazes de produzir mais energia a partir do uso de nutrientes disponíveis do que os microrganismos que não utilizam oxigênio para as reações de produção de energia (**anaeróbios**). Alguns anaeróbios toleram baixas concentrações de oxigênio, mas os anaeróbios estritos morrem por uma breve exposição ao gás. Poucas bactérias são denominadas **microaerófilas**, pois necessitam de oxigênio mas conseguem crescer em concentrações inferiores àquelas encontradas na atmosfera (Fig. 2.12).

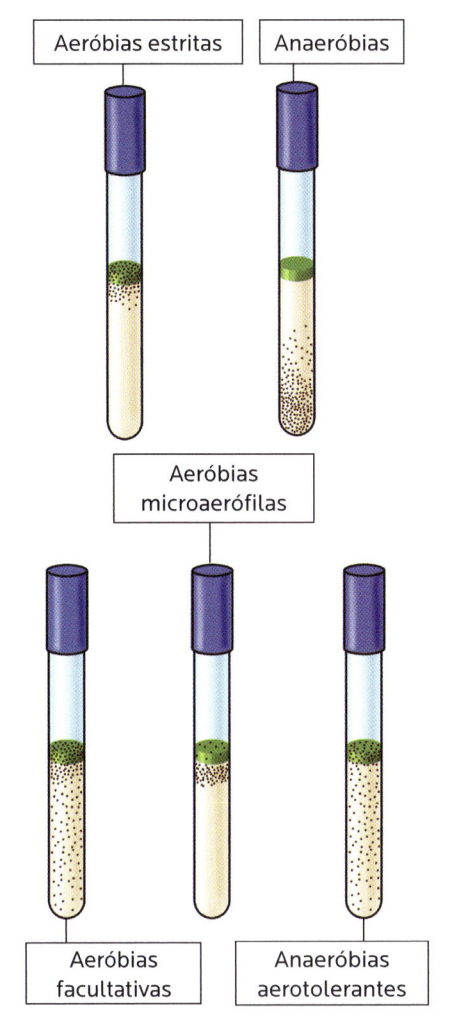

Figura 2.12 – Influência da presença de oxigênio em culturas líquidas.

MEDIDAS DO CRESCIMENTO DE UMA POPULAÇÃO MICROBIANA

Existem medidas diretas e indiretas para medir o crescimento microbiano. Nas **medidas diretas** é realizada a contagem das células totais ou viáveis, dependendo da técnica utilizada. Para **células totais**, é utilizada uma câmara de contagem denominada Neubauer, em que amostras líquidas são aplicadas em lâminas inseridas em uma grade quadriculada, cuja área é conhecida (1 mm^2). Para calcular o número de células por mL de amostras, utiliza-se a seguinte fórmula: número de células/mL = número total de células / número de quadrantes contados x fator de diluição x 10^3 (Fig. 2.13).

O método de contagem das células totais, entretanto, não distingue as células mortas das vivas. Assim, para realizar a contagem de **células viáveis**, deve-se diluir a cultura microbiana e plaquear em meio sólido adequado. O número de colônias crescidas no meio deve ser multiplicado pelo fator de diluição (geralmente dilui-se de 10 em 10

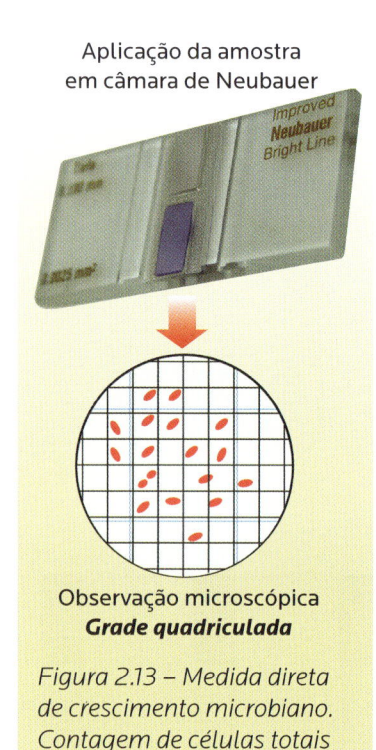

Aplicação da amostra em câmara de Neubauer

Observação microscópica
Grade quadriculada

Figura 2.13 – Medida direta de crescimento microbiano. Contagem de células totais em câmara de Neubauer.

vezes – 10, 10^2, 10^3, 10^4, e assim por diante) para se obter o número de unidades formadoras de colônias por mL – UFC/mL (Fig. 2.14). Para reduzir os erros nas contagens, amostras devem ser diluídas a ponto de se contar entre 30 e 300 colônias.

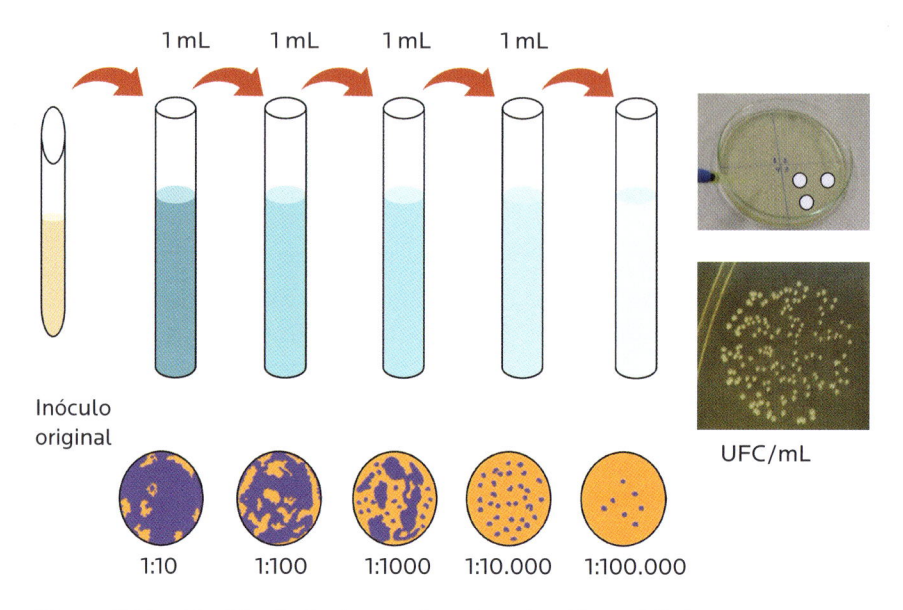

Inóculo original

1:10   1:100   1:1000   1:10.000   1:100.000

UFC/mL

Figura 2.14 – Medida direta de crescimento microbiano. Diluição e plaqueamento em meios específicos.

As medidas de **contagem indireta** medem a **turbidez** de um meio líquido utilizando fotômetros (geralmente de Klett-Summerson) ou espectrofotômetros. Esses aparelhos diferem um do outro no tipo de filtro que gera a luz incidente: no primeiro é um filtro simples; no segundo, um prisma. Diferem também nas unidades geradas: unidades Klett ou unidades de densidade óptica, respectivamente (Fig. 2.15). Esse tipo de medida não promove modificações na amostra; esta pode ser analisada repetidas vezes, e os resultados podem ser inseridos em um gráfico que determinará a curva de crescimento.

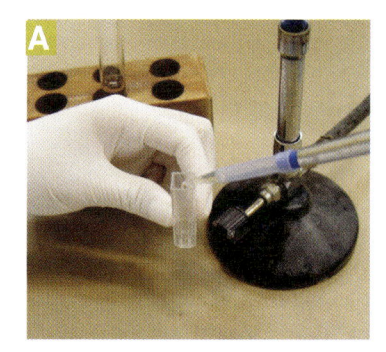

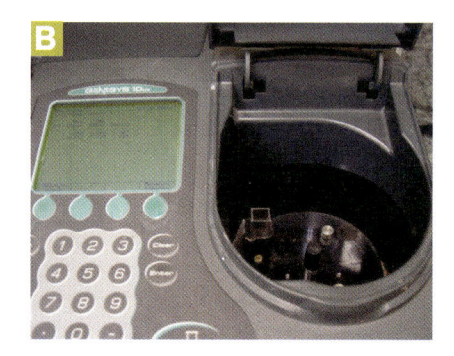

Figura 2.15 – (A) Aplicação da amostra em cubeta de quartzo. (B) Leitura no espectrofotômetro.

Todas essas medidas são usadas para culturas em grandes quantidades, que certamente morrerão em um determinado prazo. Uma forma de controlar o crescimento microbiano é utilizar um equipamento denominado **quimiostato**, que pode ajustar a concentração de nutrientes e a taxa de diluição da cultura, mantendo-a viável e com conhecida densidade celular. Esse equipamento é muito útil em experimentos para estudar a influência dos nutrientes e ainda para selecionar espécies a partir das condições ambientais.

3

Genética microbiana

CRISTIANE DUQUE
DENISE M. PALOMARI SPOLIDORIO
HELVÉCIO CARDOSO CORRÊA PÓVOA

A genética é denominada **ciência da hereditariedade**. Ela estuda os mecanismos de transmissão de características de um organismo para outro e a forma como essas características são expressas dentro de um organismo, o que garante a perpetuação e a sobrevivência das espécies.

Todas as informações genéticas de uma célula estão contidas no genoma, que é organizado em cromossomos. Cada cromossomo é composto por inúmeros genes, que são a unidade funcional da informação genética. Os genes são segmentos de DNA (exceto alguns vírus, que são de RNA) que especificam a sequência de aminoácidos que compõe cada proteína que exercerá determinada função fisiológica no organismo. A informação hereditária microbiana é semelhante às encontradas nas células vegetais e animais.

OBJETIVOS DE APRENDIZAGEM

- Explicar a estrutura do DNA e o processo da replicação
- Classificar os tipos de RNA e o processo de transcrição
- Reconhecer as principais modificações que podem ocorrer no material genético

MACROMOLÉCULAS E FLUXO DA INFORMAÇÃO GENÉTICA

O **DNA** é uma macromolécula composta de unidades repetidas denominadas nucleotídeos, os quais estão dispostos em duas longas cadeias para formar uma dupla hélice. Cada nucleotídeo da molécula de DNA é composto por três partes:

- uma pentose (desoxirribose);
- uma base nitrogenada (adenina, guanina – bases púricas – e citosina e timina – bases pirimídicas);
- um grupo fosfato.

O DNA é necessário para armazenar a informação genética. Entretanto, para que ela seja traduzida em proteínas essenciais

LEMBRETE

Na molécula de DNA, as duas cadeias de nucleotídeos são mantidas juntas por meio de pontes de hidrogênio entre as bases nitrogenadas e apresentam sequências complementares, devido ao pareamento específico das bases: adenina (A) com timina (T) por dupla ponte de hidrogênio, e citosina (C) com guanina (G) por tripla ponte de hidrogênio.

Os três tipos de RNA

- RNA mensageiro (mRNA);
- RNA ribossômico (rRNA);
- RNA transportador (tRNA).

ATENÇÃO

A transferência da informação genética é dada em um único sentido (unidirecional), sempre partindo de um ácido nucleico até a proteína, sendo denominada dogma central da biologia molecular.

para o funcionamento celular, é preciso que o DNA seja lido e que a sequência seja copiada, mantendo a integridade do DNA.

Outra macromolécula importante no fluxo da informação genética é o **RNA**, que também é composto por nucleotídeos, geralmente em fita única. Contudo, sua pentose, a ribose, não apresenta a base nitrogenada T, e sim a uracila (U), para parear com a A (Fig. 3.1).

As etapas do fluxo da informação genética envolvem três estágios:

- **replicação** – duplicação da molécula de DNA, havendo a produção de duas duplas hélices;
- **transcrição** – transferência da informação contida no DNA para uma molécula de mRNA;
- **tradução** – leitura do mRNA e tradução de cada conjunto de três bases nitrogenadas (códon) em um aminoácido específico, cuja sequência determinará a síntese de uma proteína.

Essas três etapas são utilizadas por todas as células. Alguns vírus de RNA podem envolver outros dois processos: a **replicação de RNA**, que é utilizada como molde na síntese de RNA; e a **transcrição reversa**, em que a sequência contida no RNA é utilizada para especificar uma sequência de DNA.

Existem algumas diferenças nos processos de transferência da informação genética entre procariotos e eucariotos. Nos **procariotos**, um único mRNA frequentemente apresenta mais de uma região codificadora (mRNA policistrônico). Nos **eucariotos**, os mRNAs geralmente são monocistrônicos.

Em eucariotos, os genes que codificam proteínas apresentam duas ou mais regiões codificadoras (éxons) separadas por regiões não codificadas (íntrons). Tanto os íntrons como os éxons são transcritos, mas os íntrons são excisados durante o processamento do mRNA maduro, antes de sua tradução. Já nos procariotos, os genes não apresentam íntrons ou éxons; todo o gene é lido e transcrito em mRNA.

ESTRUTURA DO DNA E PROCESSO DA REPLICAÇÃO

Como mencionado, o DNA contém as informações genéticas de todos os processos celulares e características do indivíduo. Para que essas informações sejam repassadas para os descendentes, é necessário que ocorra a replicação do DNA. Porém, antes de falar sobre esse processo, é importante comentar alguns pontos importantes sobre a **estrutura do DNA**.

O DNA é constituído de unidades alternadas de fosfato e de pentose desoxirribose, estando cada base nitrogenada ligada a uma pentose. A ligação entre os nucleotídeos ocorre entre o grupo fosfato, que conecta as duas moléculas de pentose por meio da ligação do carbono 3' de uma pentose ao carbono 5' da pentose adjacente, denominada ligação fosfodiéster. Em uma das extremidades da molécula de DNA, a pentose apresenta um fosfato ligado à hidroxila 5', enquanto, na outra extremidade, a pentose apresenta um grupamento hidroxila livre na posição 3' (Fig. 3.1A).

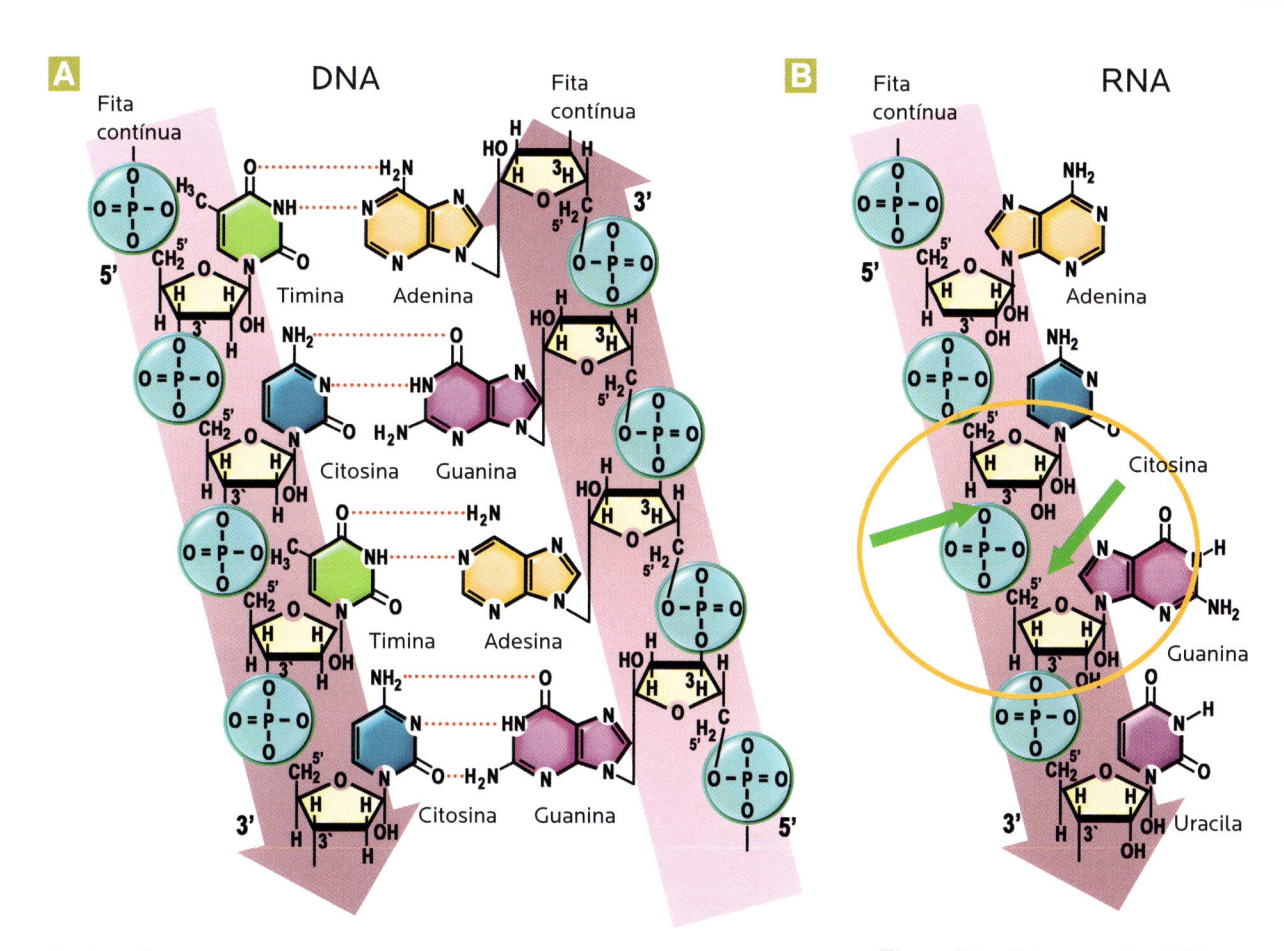

Figura 3.1 – Estrutura dos ácidos nucleicos. (A) DNA, (B) RNA. O círculo mostra a ligação fosfodiéster entre o carbono 3' de um nucleotídeo e o carbono 5' de outro nucleotídeo (setas).

As duas fitas de DNA são complementares, ou seja, apresentam uma sequência de nucleotídeos arranjada em um padrão antiparalelo; uma fita encontra-se no sentido 5' para 3', e a outra fita, no sentido 3' para 5' (Fig. 3.1 A e B). As duplas fitas são torcidas uma sobre a outra formando uma dupla hélice, originando dois sulcos distintos, um maior e um menor. A maioria das proteínas interage com o DNA durante a replicação na região do sulco maior.

Uma maneira conveniente de expressar o tamanho da molécula de DNA é pelo **número de pares de base por molécula (pb)**. No DNA, além das sequências codificadoras (genes), são encontradas sequências que influenciam sua estrutura secundária, interferindo diretamente na sua interação com as proteínas. Assim, observam-se algumas regiões com repetições invertidas que dão ao DNA uma simetria duplicada e podem originar estruturas do tipo haste-alça. As extremidades de moléculas lineares de DNA podem apresentar regiões de fita simples complementares capazes de se ligar a partir do pareamento de suas bases e formar um círculo.

As fitas de DNA estão ligadas por pontes de hidrogênio. Essas ligações são fracas, mas as ligações triplas (GC) são mais fortes que as duplas (AT) (Fig. 3.1A). Portanto, quando há aumento na temperatura, essas fitas tendem a se separar, mas sem romper as ligações entre os nucleotídeos; esse processo é denominado **fusão**.

Moléculas de DNA com maior conteúdo de GC têm temperatura de fusão superior às moléculas com maior teor de AT. Se o DNA for resfriado, suas duas fitas podem se ligar novamente.

Conceito

O processo artificial de formação de novas moléculas de DNA a partir do pareamento de duas fitas simples é denominado hibridização, e é a base da *reação de polimerização em cadeia (PCR)*, ferramenta muito útil em biologia molecular.

A molécula de DNA apresenta um longo comprimento; se estivesse relaxada, não caberia no interior da célula, seja livre no citoplasma dos procariotos ou menos ainda no núcleo das células eucarióticas. Por exemplo, o DNA que forma o cromossomo de *E. coli*, se estiver relaxado, apresenta 1 mm de comprimento, ou seja, 500 vezes mais que o tamanho da própria célula bacteriana. Portanto, o DNA apresenta-se **superenovelado**, ou seja, sofre torções ao longo de seu eixo na direção oposta à da dupla hélice.

Em procariotos, o superenovelamento do DNA é obtido por ação da topoisomerase II, uma enzima DNA girase que provoca as torções na molécula. Alguns antibióticos inibem a DNA girase, como as quinolonas e as fluoroquinolonas, impedindo o superenovelamento. Existe outra enzima, a topoisomerase I, que reduz o grau de superenovelamento do DNA, introduzindo uma quebra em uma das fitas e promovendo a rotação de uma sobre a outra.

Os eucariotos também apresentam o DNA superenovelado; contudo, cada segmento de DNA é enrolado em torno de um núcleo composto de proteínas histonas, denominado de nucleossomo. Vários nucleossomos ao longo do DNA formam um aspecto de colar de contas.

Na maioria dos procariotos, o cromossomo é uma molécula de DNA circular, e a síntese de DNA inicia-se em uma região denominada origem de replicação ou ori, que apresenta aproximadamente 300 pb, reconhecida por proteínas de iniciação específicas denominadas helicases. Essas enzimas hidrolisam a fita de DNA à medida que se movem ao longo da hélice, provocando o desenrolamento do DNA em duas fitas simples. A partir da ori, a dupla hélice de DNA se abre, formando duas forquilhas de replicação que se dirigem em sentidos opostos.

Geralmente, a replicação é bidirecional, e em DNAs circulares leva à formação da estrutura teta. As proteínas ligantes de fita simples estabilizam o DNA desenrolado, impedindo a formação de pontes de hidrogênio enquanto ocorre a replicação. Pelo fato de a replicação do DNA ocorrer somente no sentido 5'-fosfato para 3'-hidroxila, ou seja, há sempre a adição de um novo nucleotídeo na hidroxila da cadeia que está sendo sintetizada, uma das fitas sempre será atrasada.

Assim, a fita no sentido 5' para 3' será a fita contínua; a fita no sentido 3' para 5' será a fita atrasada. Nesta fita, como não há uma hidroxila livre para iniciar a síntese da nova fita, é necessário que a enzima DNA primase sintetize uma sequência de nucleotídeos denominados iniciadores de RNA, com 11 bases, para fornecer grupos hidroxila livres e iniciar a síntese da nova fita de DNA.

A seguir, a enzima DNA polimerase III inicia a adição dos nucleotídeos até encontrar o segmento de DNA previamente sintetizado. Nesse momento, a DNA polimerase I substitui a DNA polimerase III e, além de continuar acrescentando os nucleotídeos (atividade endonucleásica), apresenta atividade exonucleásica no sentido 5' para 3', removendo o iniciador de RNA à sua frente. Após a síntese de duas novas moléculas de DNA, a DNA ligase realiza a última ligação fosfodiéster.

LEMBRETE

Os procariotos apresentam em seu cromossomo domínios superenovelados, evitando que, quando houver um corte, o cromossomo todo fique relaxado; isso ocorre somente no domínio que sofreu o corte. A ação das topoisomerases pode promover tanto o relaxamento quanto o superenovelamento do DNA, necessários no processo da replicação.

ATENÇÃO

A replicação do DNA é um processo necessário para a divisão celular e para a manutenção das características da espécie. Consiste na duplicação da molécula de DNA de uma maneira semiconservativa, em que cada uma das duas duplas hélices resultantes apresenta uma fita parenteral e uma fita recém--sintetizada.

Os fragmentos de DNA formados pela DNA polimerase III, denominados fragmentos de Okasaki, com cerca de 1.000 pb, são unidos pela DNA ligase.

Erros podem ocorrer durante a replicação do DNA e provocar mutações, mas a taxa de mutações é baixa em seres vivos (cerca de 10^{-8} a 10^{-11} erros por par de bases inserido). Essa precisão é devida às atividades exonucleásicas da DNA polimerase I e III. A DNA polimerase I apresenta essa atividade no sentido 5' para 3'; a DNA polimerase III, no sentido 3' para 5'.

O término da replicação ainda não está completamente esclarecido; porém, sabe-se que proteínas específicas desaceleram as forquilhas, e a separação das fitas é realizada por uma topoisomerase (Fig. 3.2). Nos eucariotos, o núcleo se divide após a duplicação dos cromossomos pelo processo da mitose, que origina duas células, cada uma com o mesmo número de cromossomos da célula-mãe. São os microtúbulos que provocam a migração dos cromossomos para os polos da célula (fuso mitótico) antes da divisão celular.

RESUMINDO

A síntese de DNA inicia-se em um sítio denominado origem de replicação. A dupla hélice é desenovelada por helicases e estabilizada por proteínas de ligação a fitas simples. A síntese de DNA ocorre continuamente em uma fita e em etapas na outra fita, necessitando da DNA primase e da DNA polimerase III para concluir a ligação dos nucleotídeos. Após a síntese de duas novas moléculas de DNA, a DNA ligase realiza a última ligação fosfodiéster.

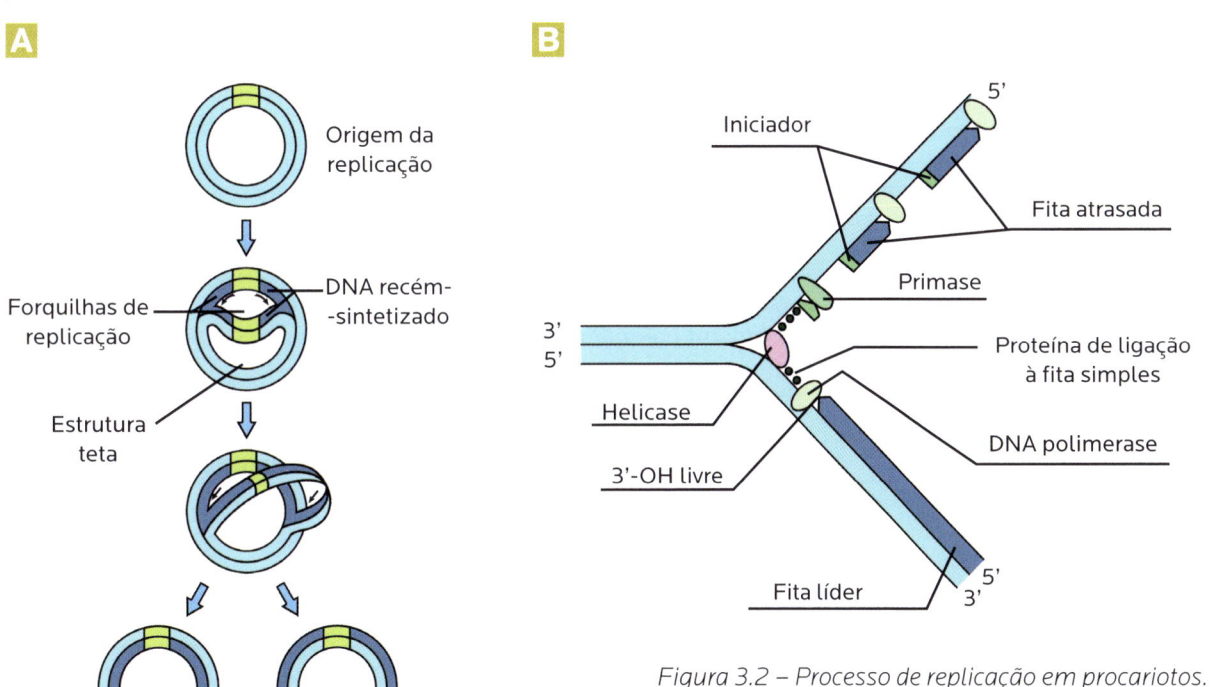

Figura 3.2 – Processo de replicação em procariotos. (A) Formação das forquilhas de replicação. (B) Síntese da fita contínua e da fita atrasada

A replicação de DNA circular e linear é similar. Entretanto, há um problema que ocorre nas moléculas lineares. Quando a replicação está próxima do final, ocorre o surgimento de extremidades das fitas de DNA não pareadas após a remoção dos iniciadores. Isso acontece mesmo que o iniciador seja muito curto e haja uma enzima especial para removê-lo. Assim, diversas soluções foram obtidas. Alguns vírus são capazes de promover a circularização do DNA; outros utilizam sequências repetidas para unir as moléculas de DNA, e assim por diante.

Contudo, nenhuma dessas soluções é utilizada em eucariotos na etapa final de replicação das extremidades dos cromossomos, os telômeros.

Neles, uma sequência rica em G pode ser adicionada à extremidade 3' pela enzima telomerase, que não requer um iniciador para promover a produção dos nucleotídeos, já que apresentam um pequeno molde de RNA como cofator.

TIPOS DE RNA E PROCESSO DE TRANSCRIÇÃO

RNA

Ácido nucleico semelhante ao DNA, exceto por apresentar o açúcar ribose em vez da desoxirribose, ter a U no lugar da T e apresentar-se na forma de fita simples (com exceção de alguns vírus).

LEMBRETE

Diferentemente da DNA polimerase, a RNA polimerase pode iniciar a síntese das fitas, já que o nucleotídeo inicial permanece com os três fosfatos. Nos domínios *Bacteria* e *Archaea* existe somente uma RNA polimerase, enquanto nos eucariotos existem três: RNA polimerase I, II e III.

O RNA atua em dois níveis:

- nível **genético** – mRNA, que transporta a informação genética do DNA na transcrição;

- nível **funcional** – rRNA, papel estrutural e funcional nos ribossomos, e tRNA, transporte de aminoácidos na síntese proteica, durante a tradução.

A transcrição é o processo da transferência da informação genética do DNA para o RNA, mediada pela enzima RNA polimerase. A síntese de RNA é semelhante à de DNA: também ocorre no sentido 5' para 3', com a fita molde antiparalela, acrescentando nucleotídeos ao grupo hidroxila do nucleotídeo precedente.

Geralmente, a RNA polimerase apresenta em sua estrutura quatro subunidades: β, β', α e δ. O fator δ se dissocia da enzima, e o restante forma uma molécula denominada **núcleo da enzima**. Esse núcleo é capaz de sintetizar a molécula de RNA, enquanto o fator δ reconhece o promotor (sequências de DNA conservadas que determinam onde se inicia a transcrição – sítios de iniciação) para que o núcleo da enzima inicie o desenrolamento do DNA e a síntese dos segmentos de fita simples. Quando uma pequena parte do RNA é formada, o fator δ é liberado e o núcleo da enzima continua o processo até atingir o sítio de terminação ou terminadores transcricionais (Fig. 3.3).

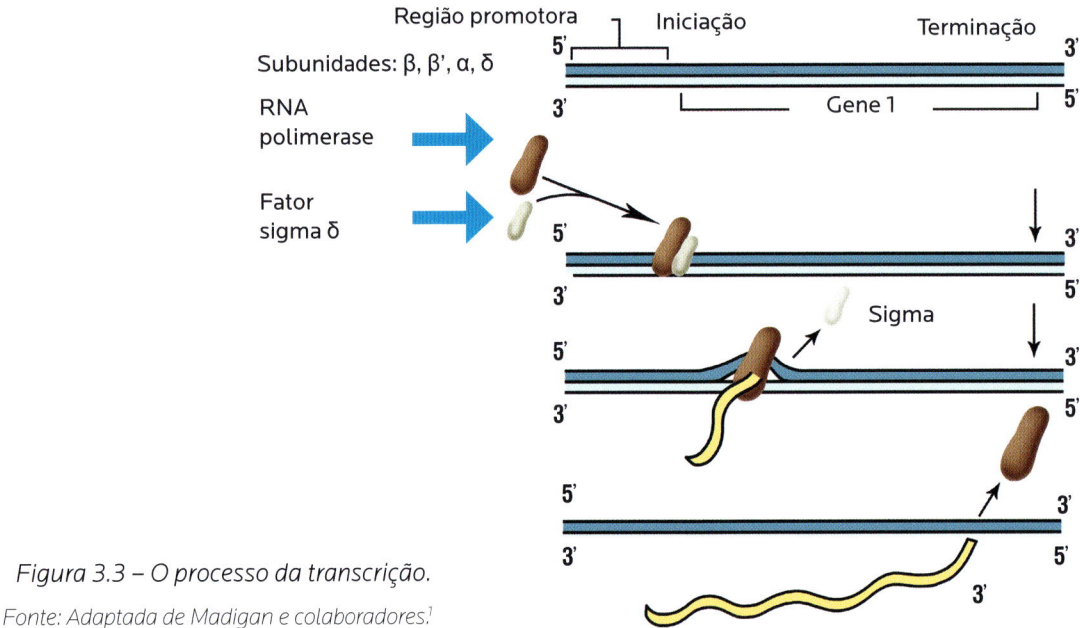

Figura 3.3 – O processo da transcrição.

Fonte: Adaptada de Madigan e colaboradores.[1]

Quando os genes são codificados em proteína, o mRNA é quem transporta essa informação genética. No caso dos genes que codificam RNA, esses são lidos em rRNA e tRNA e não são traduzidos. Os rRNAs em *Bacteria* são codificados juntamente com o tRNA em um sistema denominado **operon**, que é uma unidade completa de expressão gênica. Para outros operons são produzidos mRNAs policistrônicos e encaminhados para a síntese de proteína.

Após a transcrição, os RNAs, com exceção do mRNA em procariotos, precisam ser processados para se tornarem maduros funcionalmente. O mRNA dos eucariotos torna-se maduro após a remoção da região dos íntrons em um processo chamado *splicing*, que envolve um complexo com várias ribonucleoproteínas diferentes (parte RNA e parte proteína) denominadas spliceossomo. Ainda no mRNA eucariótico maduro, antes de sair do núcleo, ocorre o *capping*, no qual um nucleotídeo de guanina metilado é adicionado à extremidade 5'-fosfato. Finalmente, uma cauda poli-A é adicionada à extremidade 3'-hidroxila do pré-mRNA, processo chamado poliadenilação, levando à formação do mRNA maduro (Fig. 3.4).

Alguns íntrons (de tRNA, cloroplastos e mitocôndrias, principalmente) são removidos por *autosplicing*, ou seja, são pequenos fragmentos que se comportam como enzimas de RNA, ou ribozimas, que promovem sua autorremoção da molécula de RNA. Os principais antibióticos que atuam na transcrição são as rifamicinas, que inibem a RNA polimerase.

LEMBRETE

Uma diferença importante da transcrição em relação à replicação é que, na transcrição, somente um fragmento de DNA é copiado (um gene ou mais que estão sendo lidos); na replicação, todo o genoma é copiado para a célula-filha.

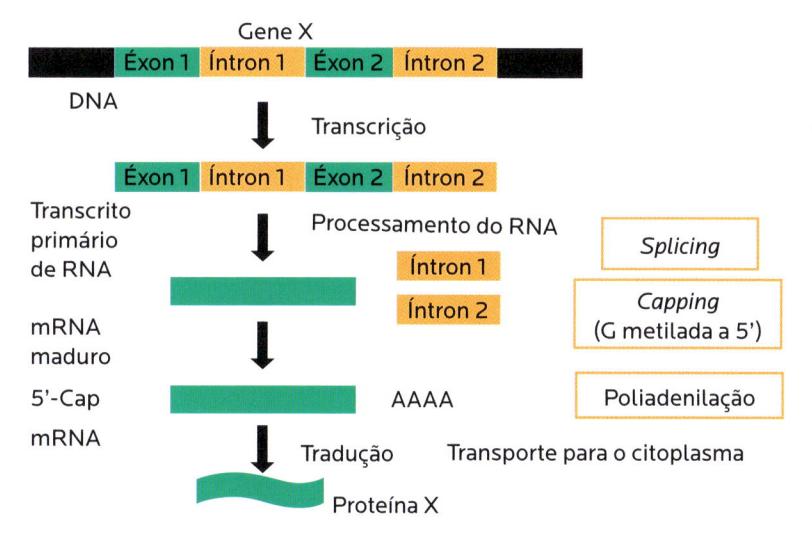

Figura 3.4 – Processamento do RNA em eucariotos.

RESUMINDO

Duas características singulares da síntese de RNA em procariotos e eucariotos:

- rRNAs em procariotos são codificados juntamente com o tRNA em um sistema denominado operon, que é uma unidade completa de expressão gênica;

- nos eucariotos, o processamento dos mRNAs pode envolver três etapas: *splicing, capping* e adição de cauda poli-A.

TRADUÇÃO: PROCESSO DE SÍNTESE DE PROTEÍNAS

Existem 64 códons possíveis de mRNA, os quais são apresentados na Tabela 3.1. Além dos códons que especificam os diferentes aminoácidos, existem os códons especiais para iniciação (AUG) e terminação (UAA, UAG, UGA) da tradução. Na Tabela 3.1 a seguir, no círculo amarelo foi marcado o códon de iniciação da tradução; nos círculos vermelhos, os códons de terminação.

TABELA 3.1 Código genético expresso em conjuntos de três pares de bases de mRNA ou códons

Códon	Aminoácido	Códon	Aminoácido	Códon	Aminoácido	Códon	Aminoácido
UUU	Fenilalanina	UCU	Serina	UAU	Tirosina	UGU	Cisteína
UUC	Fenilalanina	UCC	Serina	UAC	Tirosina	UGC	Cisteína
UUA	Leucina	UCA	Serina	UAA	Nenhum (sinal de terminação)	UGA	Nenhum (sinal de terminação)
UUG	Leucina	UCG	Serina	UAG	Nenhum (sinal de terminação)	UGG	Triptofano
CUU	Leucina	CCU	Prolina	CAU	Histidina	CGU	Arginina
CUC	Leucina	CCC	Prolina	CAC	Histidina	CGC	Arginina
CUA	Leucina	CCA	Prolina	CAA	Glutamina	CGA	Arginina
CUG	Leucina	CCG	Prolina	CAG	Glutamina	CGG	Arginina
AUU	Isoleucina	ACU	Treonina	AAU	Asparagina	AGU	Serina
AUC	Isoleucina	ACC	Treonina	AAC	Asparagina	AGC	Serina
AUA	Isoleucina	ACA	Treonina	AAA	Lisina	AGA	Arginina
AUG	Metionina (iniciação)[b]	ACG	Treonina	AAG	Lisina	AGG	Arginina
GUU	Valina	GCU	Alanina	GAU	Ácido aspártico	GGU	Glicina
GUC	Valina	GCC	Alanina	GAC	Ácido aspártico	GGC	Glicina
GUA	Valina	GCA	Alanina	GAA	Ácido glutâmico	GGA	Glicina
GUG	Valina	GCG	Alanina	GAG	Ácido glutâmico	GGG	Glicina

ATENÇÃO

Para que o mRNA seja traduzido em proteína, existe um código genético no qual um conjunto de três bases nitrogenadas corresponde a um aminoácido. Assim, uma sequência do DNA corresponde a uma sequência de aminoácidos que determinará a formação de uma proteína específica. Esse trio de bases é denominado códon.

Cada códon é lido na célula pelo pareamento das bases com uma sequência de três bases presente no tRNA, denominada **anticódon**. Um tRNA pode ler mais de um códon, que geralmente corresponde ao mesmo aminoácido (p. ex., lisina – AAA ou AAG) ou ainda pode haver mais de um tRNA para o mesmo aminoácido (p. ex., 6 tRNAs em *E. coli* para leucina). O códon de iniciação (AUG – metionina) determina a fase de leitura, que, se for alterada, poderá levar à formação de uma proteína totalmente diferente ou mesmo interromper a síntese.

É o ribossomo que irá reconhecer o códon de iniciação e, a partir disso, mover-se ao longo da molécula de mRNA. Para um mRNA ser traduzido, é preciso que ele apresente um quadro de leitura aberto (ORF, de *open reading frame*), ou seja, um códon de iniciação (geralmente metionina), um número variável de códons e um códon de terminação na mesma fase de leitura do códon de iniciação. A localização dos ORFs permite ao pesquisador identificar possíveis genes.

Para iniciar o processo da síntese proteica, é preciso haver a interação de um ribossomo com a molécula de mRNA. O ribossomo, em procariotos, apresenta duas subunidades, 30S e 50S, originando ribossomos intactos 70S. A subunidade 30S contém o rRNA 16S e aproximadamente 21 proteínas, enquanto a subunidade 50S contém os rRNAs 23S e 5S e aproximadamente 34 proteínas. Em eucariotos, o RNA é dividido em subunidades 40S (rRNA 18S) e 60S (rRNA 28S, rRNA 5,8S e rRNA 5S), originando o ribossomo de 80S.

Embora o processo da tradução seja contínuo, ele pode ser dividido didaticamente em três etapas: **iniciação**, **elongação** e **terminação**.

Em procariotos, a **iniciação** começa com a formação do complexo de iniciação – subunidade 30S, mRNA e tRNA formil-metionina e fatores de iniciação. A subunidade 50S é acoplada a esse complexo dando origem ao ribossomo 70S. Para garantir o pareamento entre o mRNA e o ribossomo, existe uma sequência de 3 a 9 nucleotídeos complementar à extremidade 3' do rRNA 16S no ribossomo, denominada sequência de Shine-Dalgarno e considerada o sítio de ligação ao ribossomo.

Nos eucariotos, os ribossomos reconhecem a estrutura 5'-cap, iniciando a tradução quando encontram o primeiro códon de iniciação. Assim, a iniciação em procariotos começa com a ligação tRNA formil-metionina, que geralmente é removida, e ao final a proteína começará com uma metionina. Em eucariotos e *Archaea*, inicia-se com a metionina. Após a ligação inicial na subunidade 30S, ocorre a ligação do tRNA na subunidade 50S. Nela existem três sítios nos quais o tRNA interage:

- sítio A (aceptor), local onde o novo AA-tRNA primeiramente se liga;
- sítio P (peptidil), região onde o peptídeo crescente desloca-se, para que um novo AA-tRNA se ligue ao sitio A; e
- sítio E (exit), local para onde o tRNA é empurrado para que seja liberado, após ocorrer a ligação entre os aminoácidos.

Para que essa movimentação ocorra, são necessários fatores de **elongação** e moléculas de guanosina trifosfato (GTP) para cada tRNA translocado. A cada etapa da translocação, o mRNA é avançado em três nucleotídeos (códon), a fim de que um novo códon seja exposto para a ligação com o AA-tRNA correspondente.

A **terminação** da síntese proteica ocorre quando um códon de terminação é alcançado e fatores de liberação, ao reconhecerem esse códon, clivam o polipeptídeo, liberando a proteína do tRNA. O ribossomo também se dissocia e libera suas subunidades para formar novos complexos de iniciação (Fig. 3.5).

Após a síntese da proteína, para que esta exiba sua atividade, é preciso que sofra **dobramentos corretos** determinados pelas enzimas chaperonas. Proteínas que atuam no nível da membrana ou fora da célula precisam migrar para esses locais e são denominadas procariotos de secretórias.

Em eucariotos, algumas proteínas são transportadas para dentro de organelas, como as mitocôndrias, ou para fora da célula. Para que haja o transporte dessas proteínas, ao serem sintetizadas, elas precisam apresentar uma sequência a mais de aminoácidos, com 15 a 20 AA, denominada sequência sinal. É essa sequência que sinaliza quais proteínas devem ser transportadas para fora do citoplasma, pois são reconhecidas por partículas de reconhecimento de sinal (PRS, ou SRP, de *signal recognition particle*). Tais partículas conduzem as proteínas para um complexo proteico especial da membrana que promove o transporte da proteína recém-sintetizada.

Principais antibióticos que interferem na síntese proteica

- estreptomicina, que altera a forma da subunidade 30S provocando a leitura incorreta do código do mRNA;
- cloranfenicol, que se liga à subunidade 50S e impede a ligação peptídica;
- tetraciclina, que impede a ligação do tRNA ao complexo mRNA-ribossomo;
- eritromicina, que se liga à subunidade 50S e impede o movimento de translocação do ribossomo ao longo do mRNA.

RESUMINDO

Os ribossomos são estruturas fundamentais no processo da síntese proteica, associando-se tanto ao mRNA quanto aos tRNAs e permitindo a movimentação dessas moléculas e a formação da cadeia polipeptídica.

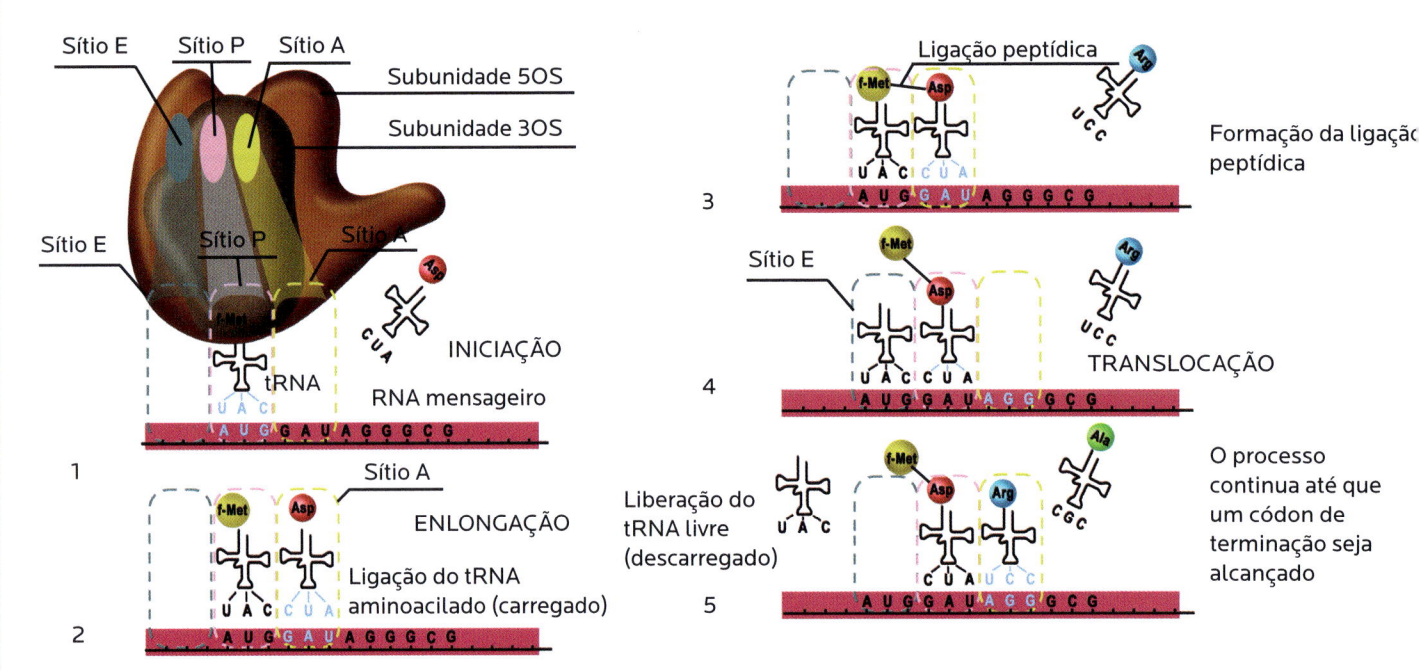

Figura 3.5 – Etapas da síntese proteica em procariotos.
Fonte: Esquema de Madigan e colaboradores. [1]

VISÃO GERAL DA REGULAÇÃO GÊNICA

LEMBRETE

Diferenças entre a expressão gênica de procariotos e eucariotos são observadas principalmente porque os eucariotos apresentam um compartimento para a transcrição e outro para a tradução e, portanto, o controle negativo da regulação não ocorre nesses indivíduos. Como o mRNA dos eucariotos não é policistrônico, a regulação da expressão em sistemas tipo operon é rara; caso essa regulação exista, envolve o controle de enzimas únicas em vez de sistemas de controles multienzimáticos. Além disso, os eucariotos também apresentam mecanismos de regulação do *splicing* de RNA, o que não ocorre em procariotos.

Existem dois mecanismos básicos de regulação em uma célula. Um deles controla a atividade de uma enzima preexistente, enquanto o outro controla a quantidade de determinada enzima.

O primeiro mecanismo ocorre pela inibição da atividade por retroalimentação, ou seja, o produto final da reação em que a enzima está participando inibe sua ação, ou ainda por modificação enzimática, quando ocorre a adição ou a depleção de pequenas moléculas orgânicas associadas às enzimas. O segundo mecanismo de regulação celular envolve principalmente o controle da transcrição, resultando em alteração da quantidade de mRNA sintetizado. É muito vasto o número de mecanismos regulatórios, sendo que a maioria dos genes é regulada por mais de um tipo de mecanismo.

O controle da transcrição pode ser negativo ou positivo. No caso de **controle negativo**, ocorre a repressão ou a indução do processo. Na repressão, as enzimas que catalisam certo produto não serão sintetizadas quando houver abundância desse produto no meio, e a interrupção da transcrição é dada pela ligação do complexo repressor--correpressor ao operador do gene (região pós-promotor) (Fig. 3.6). Já na indução, a presença de determinado substrato no meio estimula a produção da enzima envolvida em seu catabolismo. Para que a indução ocorra, o repressor deve ser inativado por uma molécula de indutor, impedindo sua ligação com o operador do gene. Os indutores ou correpressores geralmente correspondem a metabólitos celulares normais (Fig. 3.6).

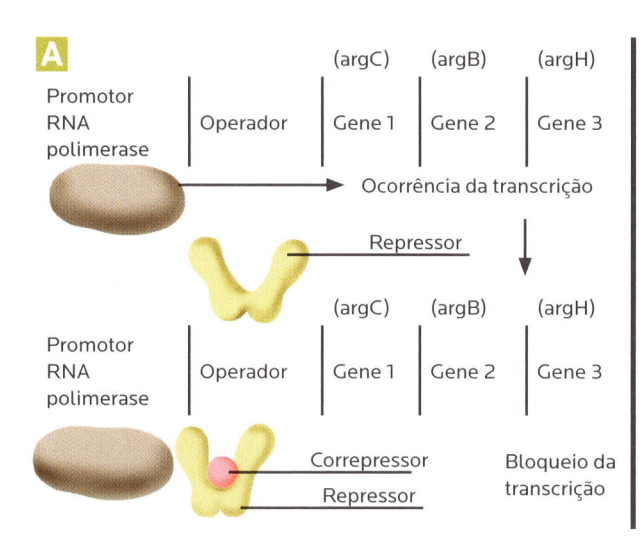

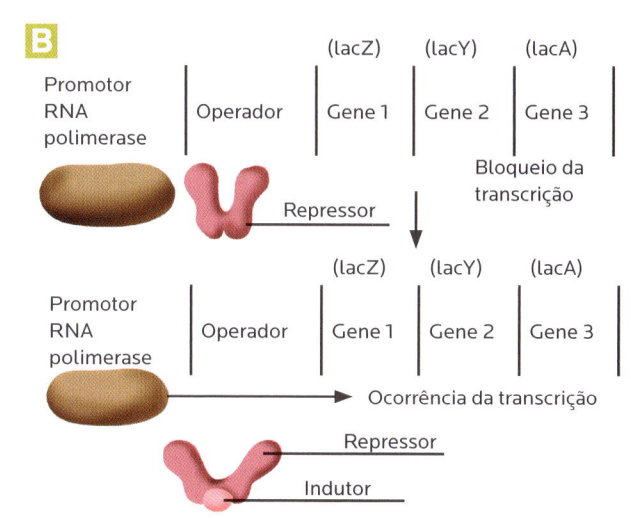

No caso do **controle positivo** da transcrição, uma proteína ativadora promove a ligação da RNA polimerase, aumentando a síntese de mRNA. É interessante lembrar que, em procariotos, diversos genes que codificam proteínas importantes para múltiplas funções celulares estão dispostos em operons, ou seja, estão arranjados em sequência no DNA e apresentam o mesmo promotor para promover a transcrição. Entretanto, a mesma proteína ativadora poderá controlar até mais de um operon, determinando o regulon, ou seja, conjuntos de operons regulados pela mesma proteína ativadora.

Existem outras formas de regulação da expressão gênica, como a resposta ao choque térmico, o sensor de quórum ou *quorum sensing* (sinais transmitidos por outros organismos da mesma espécie demonstrando a densidade celular no local), sistemas regulatórios de dois componentes (utilizados na percepção e resposta aos sinais ambientais), entre outros.

Figura 3.6 – Exemplos dos processos de repressão (A) e indução enzimática (B). Em A, a transcrição do operon para arginina (argCBH) ocorre porque o repressor não se ligou ao operador. Em B, com a ligação do correpressor (a própria arginina) ao repressor, este pode se ligar ao operador e bloquear a transcrição. Em A, o repressor do operon lac se liga ao operador, bloqueando a transcrição; entretanto, em B, uma molécula indutora (alolactose) se liga ao repressor, inativando-o e liberando assim a síntese de mRNA e a transcrição.

Fonte: Esquema de Madigan e colaboradores.[1]

MUTAÇÃO GENÉTICA

As mutações podem ser espontâneas ou induzidas, ou seja, ocorrem naturalmente ou são provocadas por algum agente mutagênico. Quando a mutação envolve um ou poucos pares de bases, é denominada **mutação pontual**, podendo resultar de substituição, inserção ou ainda deleção de pares de bases.

Essa substituição de pares de bases nem sempre levará à produção de proteínas diferentes, pois diversos aminoácidos são codificados por mais de um códon; se essa substituição não alterar o tipo de aminoácido a ser inserido, a proteína produzida será a mesma. Essa é uma mutação denominada **silenciosa**. Entretanto, quando a mutação promover a alteração no aminoácido correspondente, levará à síntese de uma forma inativa ou com atividade reduzida da proteína, chamada **mutação de sentido trocado** (ou *missense*). Contudo, esse tipo de mutação também pode formar proteínas funcionais, como as enzimas termossensíveis de bactérias, que favorecem o crescimento do microrganismo em temperatura antes não tolerada.

Quorum sensing:

Sinais transmitidos por organismos intra e interespécies demonstrando a densidade celular no local.

Mutação genética

São alterações na sequência de bases de um ácido nucleico que podem ser herdadas. Uma linhagem com mutação em suas moléculas de DNA é denominada mutante e difere de sua linhagem parenteral quanto ao seu genótipo, isto é, o conjunto de genes contido em seu genoma. Essa alteração no *genótipo* pode interferir ou não no *fenótipo*, ou seja, no conjunto de proteínas que o organismo produz e que realizarão as funções fisiológicas da espécie.

RESUMINDO

As mutações podem ser espontâneas ou induzidas. As mutações espontâneas podem ocorrer sem causas aparentes, e as mutações induzidas podem ocorrer por ação de algum agente mutagênico, seja físico (luz UV, raio X) ou químico (medicamentos, reagentes).

Quando a mutação no par de bases levar à formação de um códon de terminação, tem-se uma **mutação sem sentido** (*nonsense*) e, a menos que ela ocorra no final de um gene, gerará uma proteína inativa. Mutações por microinserção ou microdeleção (geralmente um par de bases) podem resultar em uma alteração na fase de leitura do gene, o que modifica completamente sua tradução em uma proteína específica (Fig. 3.7).

Caso ocorra a inserção de outro par de bases em região próxima à da região alterada (**mutação supressora**), pode ainda haver a possibilidade de gerar uma proteína com alguma propriedade biológica ou até mesmo normal. Quando a mutação envolve a deleção de muitos pares de bases em um segmento de DNA, pode resultar na completa perda de função de qualquer gene, tornando-se até letal para a célula. O mesmo pode ocorrer com as inserções; entretanto, são comuns no DNA as chamadas **sequências de inserção**, que correspondem a um elemento de transposição que se desloca pelo DNA sem alterar a função dos genes.

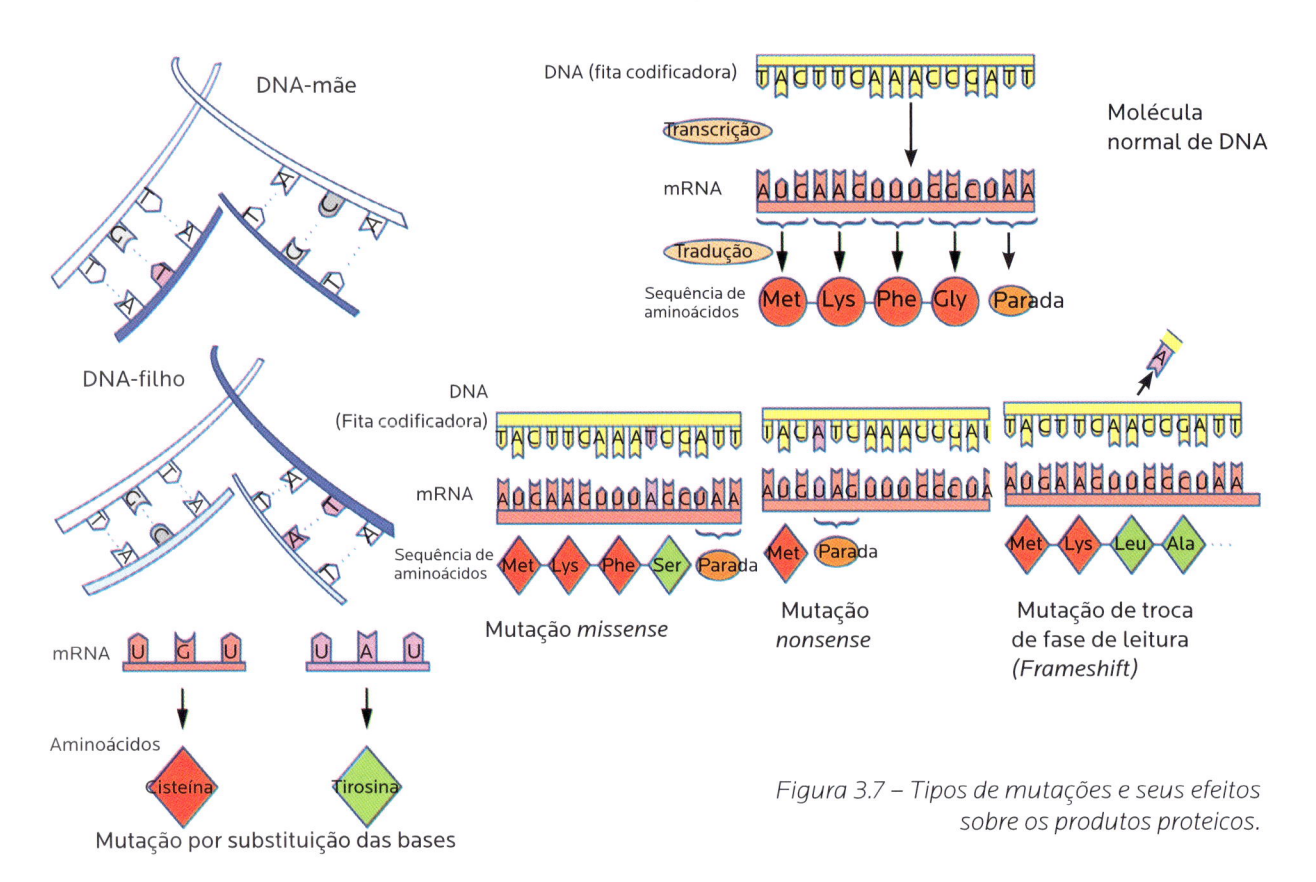

Figura 3.7 – Tipos de mutações e seus efeitos sobre os produtos proteicos.

Os principais agentes mutagênicos podem ser químicos ou físicos. Dentre os **agentes químicos**, existem os análogos das bases, que possuem estrutura semelhante às bases nitrogenadas do DNA e podem promover o pareamento incorreto das bases, como 5-bromouracil, 2-aminopurina. Outros agentes químicos reagem com o DNA, provocando alterações em uma ou mais bases resultando em um pareamento incorreto ou em outras modificações, como ligações cruzadas no DNA (nitrosoguanidina), adição de grupos metil (etil--metano-sulfonato), entre outras.

Existem alguns agentes intercalantes que se inserem entre os pares de bases, afastando-os, levando à conformação anormal na molécula de DNA e a microinserções ou microdeleções (acridinas e brometo de etídio). Dentre os **agentes físicos**, a radiação por ultravioleta induz à formação de dímeros de pirimidina (ligação covalente entre duas pirimidinas – C e G – adjacentes), e a radiação ionizante (raios X, raios gama ou cósmicos) provoca o aparecimento de radicais livres que podem atacar o DNA. Essa ação sobre o DNA pode levar a deleções ou erros no pareamento na tentativa de reparo.

A maioria das células apresenta uma série de **mecanismos de reparo do DNA** para corrigir erros ou reparar danos. Um mecanismo celular denominado **sistema regulatório SOS** é ativado em resposta a danos ao DNA. Geralmente, esses danos são sinais de que a célula está em perigo e estimulam a indução de uma sequência de proteínas que atuam no reparo do DNA, como a UvrA e a UmuD, que são ativadas por ação da protease RecA, liberando o sistema SOS da repressão produzida pela enzima LexA (Fig. 3.8).

> **ATENÇÃO**
>
> Quando o sistema SOS atua no sentido de reparar os danos, ele também pode provocar mutagênese, mas sua atividade cessa quando os danos são reparados. Essas mutações que ocorrem paralelamente ao reparo podem ser adaptativas, possibilitando à célula sobreviver em condições de estresse.

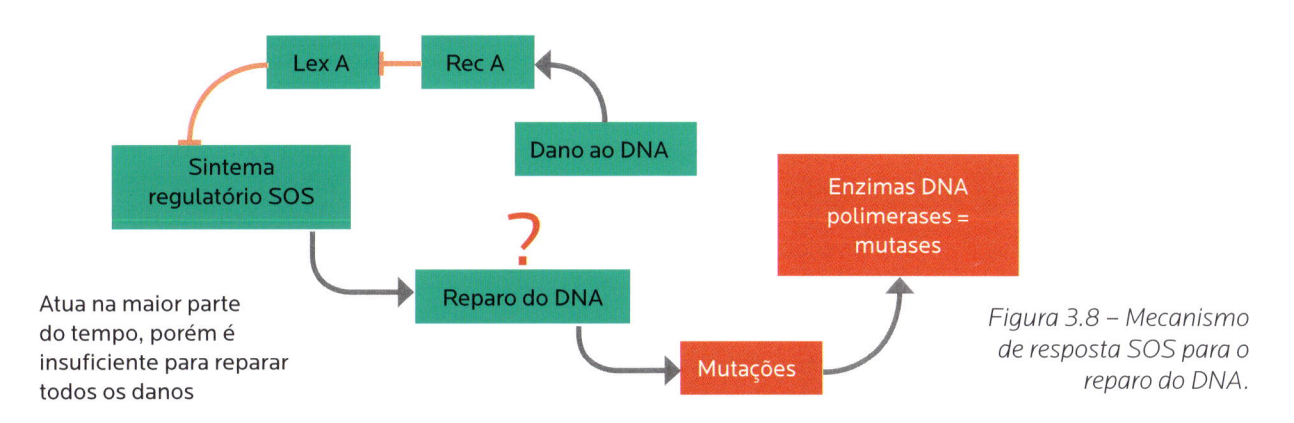

Figura 3.8 – Mecanismo de resposta SOS para o reparo do DNA.

RECOMBINAÇÃO E TRANSFERÊNCIA GENÉTICA

Assim como a mutação, a recombinação contribui para a diversidade genética das espécies. A recombinação é denominada **homóloga** quando resulta na troca de sequências homólogas de DNA (idênticas ou praticamente idênticas), favorecendo o pareamento das bases ao longo de uma extensão variável das moléculas de DNA.

Os mecanismos moleculares de *crossing over*, ou seja, de troca de elementos genéticos por pareamento entre moléculas de DNA, envolvem uma série de proteínas. Até em um organismo tão simples quanto *E. coli* são ativados 25 genes. Em Bacteria, a recombinação homóloga inicia-se com a quebra de uma das fitas de DNA por endonucleases e o afastamento da fita complementar pelas helicases. Nesse momento, proteínas ligantes de fita simples associam-se ao fragmento da fita cortada e, em seguida, formam um complexo com a enzima RecA, permitindo o pareamento desta fita com uma sequência complementar do DNA doador. Posteriormente, ocorre o desenvolvimento da troca por fitas cruzadas e a religação mediada por DNA ligase e nucleases.

Recombinação

É a troca de genes entre duas moléculas de DNA para formar novas combinações de genes.

Mecanismo similar é encontrado em membros de *Archaea*, leveduras e eucariotos superiores. Para que novos genótipos surjam, é necessário que as duas moléculas envolvidas na recombinação sejam geneticamente distintas. Em eucariotos, o mecanismo da recombinação genética ocorre na reprodução sexuada, quando os dois gametas, contendo dois conjuntos de cromossomos distintos, entram em contato. Em procariotos, a recombinação genética ocorre quando fragmentos de DNA homólogo, provenientes de um organismo doador, são transferidos para a célula receptora por transformação, transdução ou conjugação.

Transformação

A transformação é um processo de transferência de DNA na forma livre para uma célula receptora.

Diversos procariotos são naturalmente transformáveis, tanto espécies de bactérias Gram-positivas quanto Gram-negativas e algumas espécies de *Archaea*. Entretanto, para que uma célula seja capaz de captar DNA externo e ser transformada, é preciso que ela seja **competente**. A competência é determinada geneticamente, sendo que existem proteínas especiais que atuam tanto na captação quanto no processamento do DNA.

A proteína ComA regula vários dos genes que afetam a transformação. Para ocorrer a transformação no ambiente, é necessário haver a morte e a lise celular e a liberação do DNA; assim, este poderá ser integrado ao cromossomo da bactéria receptora por recombinação. Em laboratório, o DNA deve ser extraído por métodos químicos e inserido em uma cultura de células competentes; a frequência máxima de transformação é de cerca de 20% da população. A competência em laboratório pode ser obtida por eletroporação (criação de poros na membrana da célula, sem promover sua lise) ou por exposição a altas concentrações de cálcio e posterior incubação em baixas temperaturas.

Outro processo de transferência de DNA de uma célula para outra é a **transdução**, que envolve a ação de um vírus bacteriófago. O fago se ancora à superfície da bactéria e injeta seu DNA; em seguida, a maquinaria da bactéria replica o DNA do fago que atua como molde. As proteínas do fago são produzidas e fragmentam o DNA bacteriano. Alguns fragmentos do DNA bacteriano podem ser empacotadas no reservatório do fago (capsídeo). A célula bacteriana sofre lise e libera as partículas do fago contendo partes do DNA bacteriano. Um fago transportando o DNA bacteriano infecta uma nova célula e insere seu DNA, transferindo os genes bacterianos para células recém-infectadas.

A transdução pode levar à recombinação genética entre o DNA da bactéria hospedeira doadora e o DNA da célula hospedeira receptora. Esse processo é típico com o fago P1 de *E. coli* e o fago P22 de *Salmonella*. Existem dois tipos de transdução: a **generalizada**, como ocorre com os fagos mencionados, em que todos os genes da bactéria têm probabilidades iguais de serem empacotados e transferidos; e a transdução **especializada**, na qual certos genes específicos são transduzidos, como no caso da toxina diftérica de *Corynebacterium diphtheriae* ou da toxina eritrogênica de *Streptococcus pyogenes*.

O terceiro processo de transferência genética é a **conjugação**, que requer o contato célula a célula. Em bactérias Gram-positivas, ocorre o contato direto por meio de moléculas de superfície aderentes. Em Gram-negativas, esse contato ocorre por meio dos *pili* sexuais, projeções da superfície da célula doadora que entram em contato com a célula receptora. O DNA transferido geralmente é o plasmídeo, mas mesmo grandes segmentos, ou até o cromossomo, também podem ser recebidos.

Para ocorrer a conjugação, a célula doadora deve apresentar um plasmídeo F (fator de fertilidade), sendo considerada F⁺, e a célula receptora não deve apresentar o plasmídeo, sendo considerada F⁻. Em algumas células transportando fator F, este se integra ao cromossomo, convertendo a célula em Hfr (alta frequência de recombinação). Quando ocorre a conjugação entre uma célula Hfr e uma célula F⁻, o cromossomo da Hfr se replica, e um filamento é transferido para a célula receptora e se combina com seu DNA. Assim, uma célula F⁻ adquire novas versões dos genes cromossômicos.

LEMBRETE

A importância da conjugação para as bactérias está principalmente na transferência de genes de resistência a antibióticos, que estão contidos no plasmídeo bacteriano.

PLASMÍDEOS E TRANSPOSONS

Os **plasmídeos** são DNA circulares, autorreplicantes, enovelados, com 5 a 10% do tamanho do cromossomo bacteriano. São mais frequentes em bactérias, mas podem ocorrer em certos eucariotos, como *Saccharomyces cerevisiae*. Existem vários tipos de plasmídeos, como o plasmídeo conjugativo (fator F), que transporta os genes dos *pili* sexuais e faz a transferência do plasmídeo para outra célula, e os plasmídeos de dissimilação, que carregam genes que codificam enzimas para o metabolismo de certos açúcares. Outros plasmídeos contêm genes de resistência antibiótica, para a síntese de bacteriocinas, toxinas bacterianas, entre outros.

Plasmídeos e transposons

São fragmentos de DNA que fornecem características adicionais à célula, aumentando sua adaptação ao meio ambiente.

LEMBRETE

A replicação dos plasmídeos em bactérias Gram-positivas ocorre de maneira semelhante à do cromossomo, formando as forquilhas de replicação e a estrutura teta. Nas Gram-negativas, ocorre a replicação pelo mecanismo de círculo rolante (Fig. 3.9).

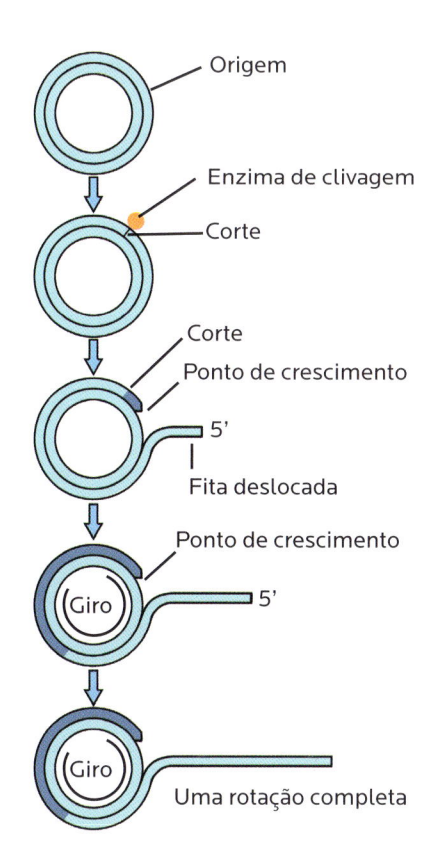

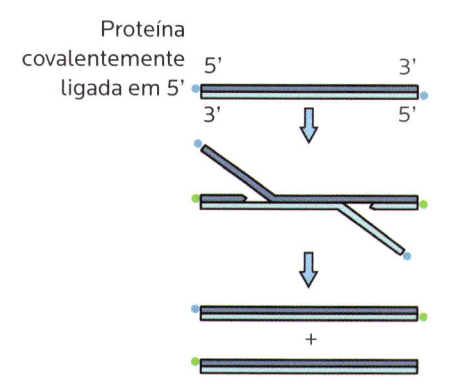

Figura 3.9 – Mecanismo de replicação dos plasmídeos em bactérias Gram-negativas.

Fonte: Adaptada de Madigan e colaboradores.[1]

Os **transposons** são pequenos fragmentos de DNA que podem se movimentar de uma região do DNA para outra. Além de conter genes com a informação para sua própria transposição (síntese da enzima transposase, que cliva e remonta o DNA na nova posição), os transposons podem conter genes de resistência antibiótica, de enterotoxinas, entre outros. Um tipo de transposon de tamanho reduzido é a sequência de inserção, que carrega os genes mencionados e é importante para a adaptação dos microrganismos ao ambiente e para a evolução da espécie (Quadro 3.1).

QUADRO 3.1 - Terminologia de genética microbiana

Termo	Definição
Alelo	É uma das formas alternativas de um gene, que ocupa seu respectivo lócus e varia de número
Cístron	Região do DNA que codifica para uma única proteína
Conjugação	Processo de transferência de DNA que exige o contato entre as células por meio de *pili* sexuais
Mutação	Alteração na sequência de bases de um ácido nucleico que pode ser herdada
Plasmídeo	Pequena molécula circular de DNA extracromossomal, capaz de replicação autônoma na bactéria
Recombinação	Troca de genes entre duas moléculas de DNA para formar novas combinações de genes
Transformação	Processo de transferência de DNA na forma livre para uma célula receptora
Transposons	Pequenos fragmentos de DNA que podem se movimentar de uma região do DNA para outra

REPLICAÇÃO VIRAL

LEMBRETE

A interação do vírus com o hospedeiro caracteriza-se pela alta especificidade das ligações aos receptores de superfície celular, como proteínas, carboidratos, glicoproteínas, lipídeos e seus complexos. Esses receptores determinam a suscetibilidade da célula à infecção viral. Essa ligação entre as proteínas (espículas) ou peptídeos de superfície viral e os receptores proteicos do hospedeiro é resultado de colisões aleatórias entre o vírus e a célula-alvo em condições iônicas e de pH apropriadas.

Todos os vírus têm o mesmo ciclo de replicação básico, que inclui a infecção de uma célula suscetível, a reprodução do ácido nucleico e das proteínas e a montagem e liberação da progênie infecciosa. A diversidade estrutural e genômica se reflete nas diferentes estratégias utilizadas pelos vírus para sua replicação. O estágio inicial da infecção começa com a adsorção das partículas virais e termina com a formação dos novos vírus, período denominado **período de eclipse**. Nesse momento, nenhum virion intacto é detectado fora da célula.

Uma vez ocorrida a adsorção, todo o virion ou uma subestrutura contendo o material genético e enzimas do vírus deve ser transportado para o interior da célula em um fenômeno denominado **penetração**, que depende da natureza da partícula, da célula-alvo e de fatores ambientais como a temperatura. Vírus envelopados podem ser endocitados e se fundir à membrana endossomal ou ter seu envoltório fundido diretamente à membrana plasmática, com consequente liberação do nucleocapsídeo viral livre no citoplasma.

A etapa seguinte é o **desnudamento**, em que ocorre a remoção de parte do capsídeo da partícula viral, ou de todo ele, liberando seu genoma para os processos de transcrição e tradução da célula infectada. Vírus sem envelopes podem induzir à fusão dos lisossomas com o endossoma, removendo o capsídeo. Em outros vírus, proteínas enzimáticas removem as proteínas externas do capsídeo, liberando o material genético.

Uma vez desnudado, o ácido nucleico viral se liga ao ácido nucleico do hospedeiro por meio de enzimas envolvidas nos mecanismos de reparo celular. Uma vez inserido, o maquinário metabólico da célula do hospedeiro começa a sintetizar os componentes estruturais de mais virions, comandados pelo genoma viral. Se o vírus contém DNA, a síntese viral acontece de forma semelhante à síntese de qualquer molécula da célula infectada. Os genes do vírus são transcritos em mRNA, que traduz as proteínas virais e replica o DNA viral.

Normalmente, as células hospedeiras possuem todas as enzimas necessárias para esse processo. Entretanto, se for necessário, o genoma viral codifica enzimas específicas, como a RNA polimerase. Genes precoces transcrevem imediatamente, em pequenas quantidades, moléculas proteicas enzimáticas que atuam como catalisadores, como a enzima RNA polimerase. Já os genes tardios são transcritos pela RNA polimerase, e seus produtos proteicos estruturais são transcritos em grande quantidade quando necessários.

Os retrovírus correspondem a vírus de RNA que se replicam empregando um intermediário de DNA. O processo no qual a informação contida nesse ácido nucleico é convertida em DNA é denominado **transcrição reversa**, e esses vírus precisam de uma enzima denominada transcriptase reversa. Se os vírus contêm RNA, eles dependem de uma enzima chamada RNA polimerase dependente de RNA para fazer uma cópia complementar e reproduzir seus genomas, podendo ou não precisar dela para a expressão de seus genes na produção de proteínas.

A **infecção viral** modifica os mecanismos regulatórios da célula hospedeira devido à sobrecarga na produção de componentes genômicos e estruturais do vírus, podendo interromper total ou parcialmente a síntese das próprias estruturas do hospedeiro sob comando dos mecanismos regulatórios do vírus.

Após o término da replicação do genoma e da síntese das proteínas virais, os vírus intactos são montados e liberados da célula hospedeira. Um fenômeno denominado **auto-organização dos capsômeros virais ou empacotamento** organiza a estrutura da partícula em volta do ácido nucleico, produzindo um virion viável que em geral é liberado quando ocorre a lise da célula, por meio de eventos como inibição de macromoléculas e lipídeos da membrana do hospedeiro, desorganização do citoesqueleto e alteração estrutural da membrana da célula hospedeira, alterando sua permeabilidade e a liberação das enzimas lisossomais. A Figura 3.10 mostra um esquema de replicação viral.

SAIBA MAIS

Vírus envelopados são liberados das células infectadas por meio do brotamento, que pode ser letal ou não para a célula. De modo geral, as proteínas específicas virais são inseridas na membrana da célula hospedeira deslocando componentes proteicos normais e reestruturando essa membrana. As proteínas virais estão localizadas em uma região da membrana celular do hospedeiro onde o vírus é direcionado para sair da célula. Ao emergir, o vírus empurra a membrana do hospedeiro, formando um brotamento que inclui a partícula viral. Esse brotamento se fecha depois do virion, liberando-o da célula. Dessa forma, o vírus será composto tanto de elementos do hospedeiro como por moléculas virais.

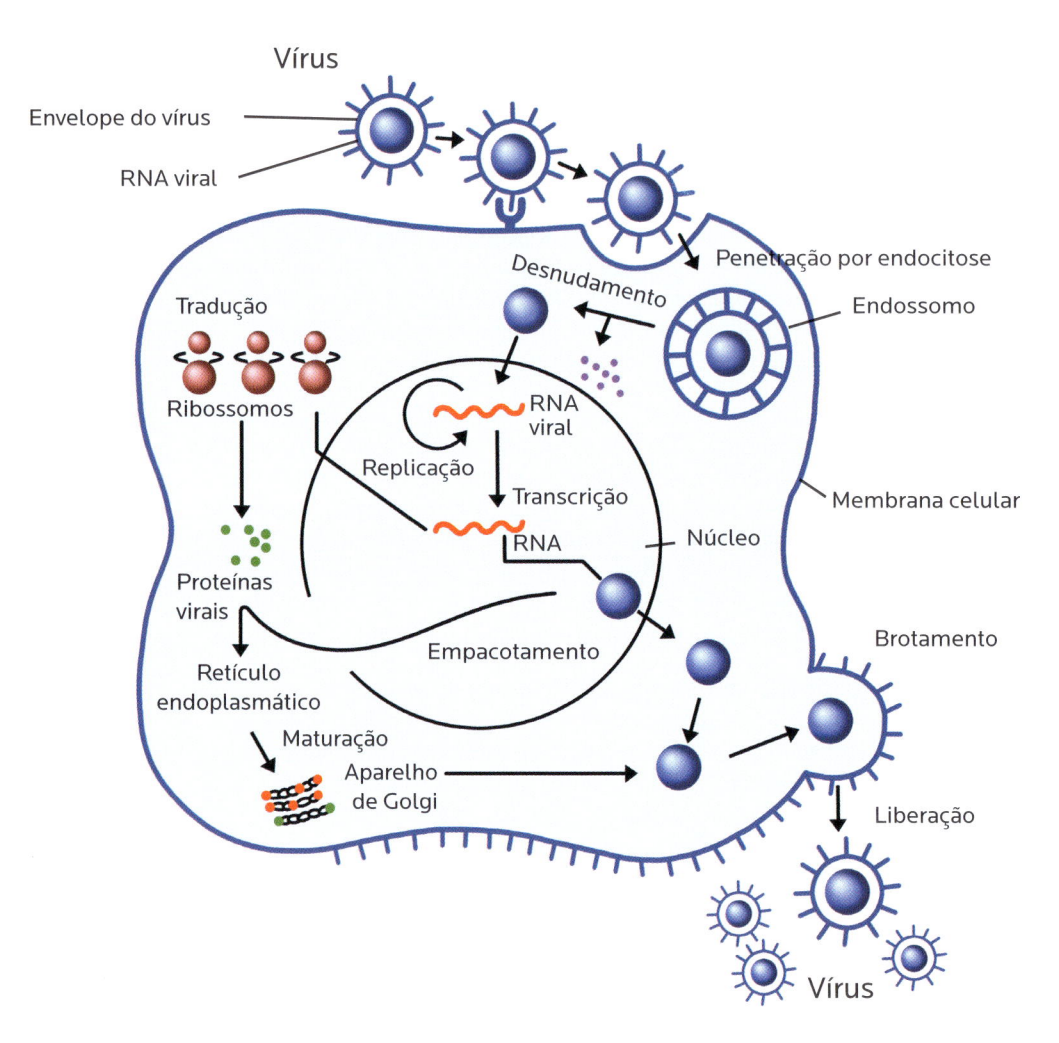

Figura 3.10 – Replicação viral.

4

Microbiota bucal

JOSÉ FRANCISCO HÖFLING
DENISE M. PALOMARI SPOLIDORIO
CRISTIANE DUQUE

A cavidade bucal do ser humano inicia a colonização durante o nascimento, e a sucessão de microrganismos continua por toda a vida.

A **aderência** é o evento inicial, caracterizado pela ligação das células bacterianas por meio de adesinas à película adquirida (PA) do esmalte dentário, composta por glicoproteínas salivares. Durante os primeiros meses de vida, somente as superfícies mucosas (palato, rodete gengival, dorso da língua e mucosa jugal) são suscetíveis a colonização. Após a erupção dos dentes, ocorre um aumento do número de sítios disponíveis para aderência (sulco gengival, superfície dentária e restaurações).

Ao nascimento, *S. mutans* não estão presentes na cavidade bucal da criança. Podem estabelecer-se no momento em que a erupção do primeiro dente decíduo ofereça condições propícias para o seu desenvolvimento, em virtude do aparecimento de uma superfície dura e não descamante. A mãe é a principal fonte de transmissão desse microrganismo por meio da saliva, embora existam outras formas de aquisição.

Os processos iniciais de colonização da boca incluem a introdução de diversas populações microbianas. *Streptococcus sanguinis*, *Streptococcus oralis*, *Streptococcus mitis* e *Streptococcus gordonii* são os colonizadores primários e aderem à superfície dental em até 2 horas após a formação da película. Podem ser considerados pioneiros nesse processo, mas alguns organismos variam de acordo com as condições endógenas do hospedeiro.

A colonização inicial por *S. mutans* na superfície bucal envolve interações entre a superfície da célula bacteriana e receptores da PA, sendo um mecanismo sacarose-dependente. Em seguida, com a entrada da sacarose, a célula bacteriana ativa as enzimas glicosiltransferases que sintetizam glucanos extracelulares, intensificando as ligações e o acúmulo de bactérias, o que resulta em uma massa microbiana espessa: o **biofilme** dental.

OBJETIVOS DE APRENDIZAGEM

- Conhecer os colonizadores primários e a composição da microbiota bucal
- Caracterizar os microrganismos cariogênicos
- Conhecer os bacilos Gram-positivos e Gram-negativos de maior importância odontológica

LEMBRETE

Relatos mostram que, quando ocorre a colonização de *S. mutans* em crianças edêntulas, esta é influenciada por pobres hábitos dietéticos, principalmente uso prolongado de mamadeira com solução açucarada. Essa conduta providencia um substrato para a proliferação da bactéria, colocando em dúvida a necessidade de uma superfície não descamante para a colonização de *S. mutans*.

COMPOSIÇÃO DA MICROBIOTA BUCAL

Os microrganismos já foram identificados e classificados utilizando diversas características, como morfologia colonial ou celular, condições de crescimento, metabolismo de carboidratos, análises genéticas simplificadas e técnicas genéticas e moleculares, como hibridização de DNA e análise sequencial de rRNA 16S.

COCOS GRAM-POSITIVOS

Em uma classificação geral, os cocos Gram-positivos compreendem uma grande variedade de microrganismos, encontrados nos mais diversos ambientes.

Os cocos Gram-positivos aeróbios e anaeróbios facultativos, de maior importância na área odontológica, estão compreendidos em quatro famílias (Fig. 4.1):
- *Enterococcaceae*
- *Staphylococcaceae*
- *Micrococcaceae*
- *Streptococcaceae*

Os cocos Gram-positivos anaeróbios formam um grupo heterogêneo de microrganismos, definido por sua inabilidade de crescimento e reprodução na presença de oxigênio, dos quais a maior parte dos isolados clínicos é identificada como espécies do gênero *Peptostreptococcus*, pertencente à família *Peptostreptococcaceae*.

Figura 4.1 – Diagrama representativo da divisão taxonômica dos cocos Gram-positivos de maior importância nas áreas médica e odontológica. Linha 1: nível família; linha 2: nível gênero.

COCOS GRAM-POSITIVOS

Família *Peptostreptococcaceae*	Família *Staphylococcaceae*	Família *Micrococcaceae*	Família *Streptococcaceae*	Família *Enterococcaceae*
• Peptostreptococcus	• Staphylococcus • Gemella	• Micrococcus • Stomatococcus	• Streptococcus	• Enterococcus

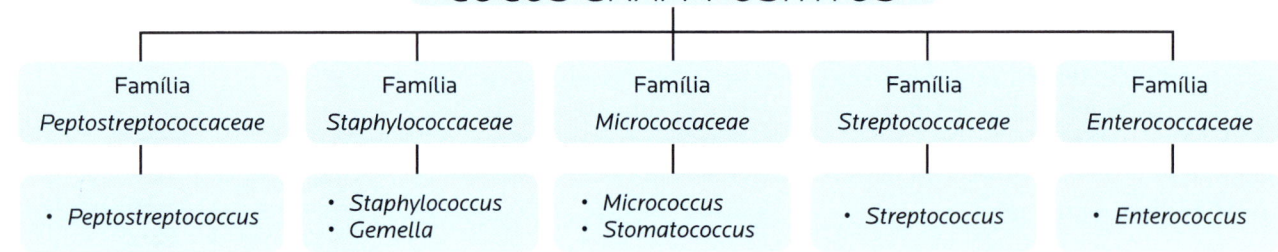

LEMBRETE

A espécie *P. micros* é um importante patógeno em infecções intraorais – particularmente periodontite, de onde podem ser recuperados em altas proporções – e em abscessos mistos de órgãos profundos em associação ou não a próteses médicas.

Os *Peptostreptococcus* podem ser encontrados como parte da microbiota normal de superfícies mucosas e cutâneas de humanos, incluindo cavidade bucal, trato intestinal, uretra, canal vaginal e pele, de onde podem ser isolados em maior ou menor frequência. As espécies mais estudadas são *P. anaerobius*, *P. magnus* e *P. micros*.

A espécie *P. anaerobius* é integrante da microbiota gastrintestinal. Na cavidade bucal, a espécie pode ser isolada principalmente no biofilme dental subgengival, em associação ou não com a doença periodontal, e em quadros de infecção endodôntica. No entanto, a espécie parece ter maior importância em outros processos patológicos, como abscessos intraorais e extraorais na maxila, abscessos da cavidade pleural e do cérebro. Há poucos dados referentes à patogenicidade de *P. anaerobius*, o qual pode ser um importante agente em infecções mistas.

A espécie *P. micros*, originalmente classificada no gênero *Peptostreptococcus*, é considerada altamente proteolítica e capaz de tolerar baixas concentrações de oxigênio. Essa espécie pode ser encontrada como parte da microbiota gastrintestinal; na cavidade bucal, tem como principal nicho o sulco gengival.

GÊNERO *STAPHYLOCOCCUS*

Os microrganismos pertencentes ao gênero *Staphylococcus* (Fig. 4.2) são encontrados em uma grande variedade de habitats. São componentes da microbiota normal da pele, do trato gastrintestinal e da cavidade bucal. Na natureza, podem ser encontrados no ar, nos alimentos e em superfícies diversas, além de outros nichos.

Dentro do gênero *Staphylococcus*, as espécies *S. aureus* e *S. epidermidis* são as mais associadas a patologias humanas, enquanto *S. saprophyticus* e *S. haemolyticus* estão relacionadas a alguns tipos de infecções de menor frequência, principalmente do trato urinário.

S. aureus é encontrado na microbiota indígena da pele humana, na qual a sua simples presença não indica instalação de doença. Entretanto, com o aumento do número desses microrganismos ou a oportunidade de invadir tecidos subjacentes, a espécie pode ser responsável por um amplo espectro de doenças, desde lesões superficiais até graves infecções sistêmicas.

A espécie *S. epidermidis* integra a microbiota normal da pele e da mucosa em humanos, sendo a espécie dessa família mais predominante na cavidade bucal. É apontada, hoje, como importante agente de bacteremia de origem hospitalar, em serviços de oncologia e neonatologia.

GÊNERO *GEMELLA*

O gênero *Gemella* é composto por cinco espécies, das quais podemos destacar *G. haemolysans* e *G. morbillorum*. São bactérias comensais encontradas principalmente no trato respiratório superior.

GÊNERO *STREPTOCOCCUS*

Inclui os estreptococos *viridans* e pneumococos, subgrupos que representam espécimes frequentemente encontrados em processos patológicos.

O subgrupo denominado pneumococos refere-se à espécie *S. pneumoniae*, que é o microrganismo mais associado à pneumonia humana e é a espécie responsável por aproximadamente 50% dos casos de pneumonia diagnosticados.

O subgrupo denominado **estreptococos *viridans*** possui como principais membros as espécies *S. mitis*, *S. oralis*, *S. sanguinis*, *S. cristatus*, *S. gordonii* e *S. parasanguinis*. O termo *viridans* deriva do latim *viridis*, que significa verde, já que são espécies produtoras de α-hemólise em meio ágar sangue. São habitantes comensais encontrados no trato respiratório superior, no trato gastrintestinal e

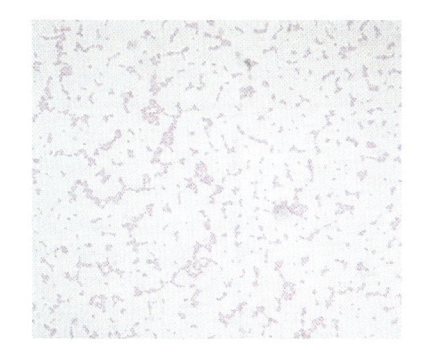

Figura 4.2 – Staphylococcus aureus (Gram, 100x).

LEMBRETE

S. aureus é um importante patógeno nosocomial, sendo descrito como agente etiológico significativo em infecções hospitalares e como o agente mais comum em infecções piogênicas, que podem se localizar na pele ou em regiões mais profundas do corpo humano.

RESUMINDO

S. aureus é a maior causa de infecção nosocomial e de lesões de pele do corpo humano.

ATENÇÃO

Na odontologia, a bacteremia pode ocorrer após a desrupção da membrana mucosa. Observou-se que, após o tratamento odontológico invasivo, a maioria das bactérias aeróbias recolhidas do sangue pertencia aos gêneros *Streptococcus* e *Gemella*, mostrando a importância do conhecimento desses microrganismos e da antissepsia pré-cirúrgica.

> **LEMBRETE**
>
> Como agentes etiológicos, os estreptococos *viridans* participam da formação do biofilme dental; acredita-se que contribuam no estabelecimento e na colonização bacteriana junto à PA, além de estarem associados a patologias como abscessos, endocardite, infecções do trato geniturinário, alguns tipos de infecções superficiais e outras.

> **ATENÇÃO**
>
> O gênero *Streptococcus* espécie *mutans* é de grande importância na área odontológica. Atualmente, o subgrupo compreende sete espécies bacterianas diferentes, sendo os membros *S. mutans* e *S. sobrinus* (isolados exclusivamente em humanos) os mais estudados.

em maior quantidade na cavidade bucal, em seus diferentes sítios. Análises da composição bacteriana do biofilme supragengival mostram que a maioria das espécies cultiváveis (47 a 90%) são *S. mitis*, *S. sanguinis* e *S. oralis*.

Em ordem decrescente, *S. sanguinis*, *S. gordonii* e *S. oralis* são as espécies do grupo mais frequentemente encontradas em pacientes com **endocardite**, enquanto *S. mitis* e *S. oralis* são as espécies mais isoladas do sangue de pacientes com **neutropenia**. No entanto, esses processos parecem ser dependentes da quebra da barreira mucoepitelial, pela qual as espécies invadem transitoriamente a corrente sanguínea, podendo resultar no estabelecimento de infecção, como já observado em cirurgias dentárias.

Entre os **fatores de virulência**, *S. mitis* e *S. sanguinis* possuem a capacidade de produzir polissacarídeos extracelulares, em especial dextrano, que atuam como mediadores nos mecanismos de fixação, favorecendo o estabelecimento de nichos em diferentes locais, como a superfície dentária ou as válvulas cardíacas.

Os estreptococos são microrganismos que se dividem em apenas um plano e, como suas células não se separam facilmente após a multiplicação, tendem a formar cadeias. Constituem a principal população de microrganismos da cavidade bucal, além de estarem envolvidos em diversos processos patológicos (Fig. 4.3).

As espécies *S. mutans* e *S. sobrinus* possuem como habitat primário a dentição humana e, após adquirirem sua colonização estável nos

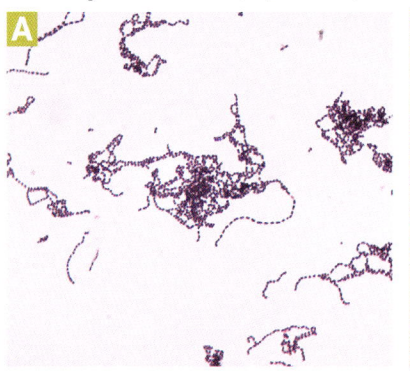

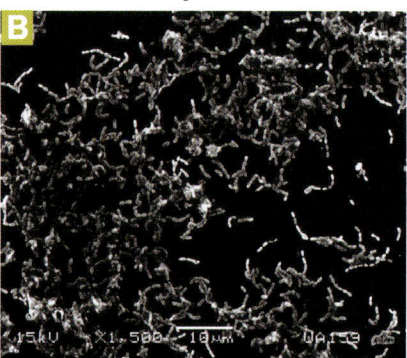

Figura 4.3. Estreptococos. A. Streptococcus pyogenes, *microscopia óptica de esfregaço corado pelo método de Gram (100x). B.* Streptococcus mutans. *Imagem em microscopia eletrônica de varredura. Observar a formação de cadeia em ambos as espécies de cocos.*

primeiros anos de vida, são encontradas na saliva, na língua e nos demais sítios anatômicos da cavidade bucal, persistindo por longos períodos. *S. mutans* é mais frequentemente encontrado do que *S. sobrinus* e é considerado um **microrganismo pandêmico**, pois está presente em populações de diversas origens étnicas, geográficas e socioeconômicas. Ambas as espécies estão implicadas como agentes causais primários da cárie dentária no homem.

> **RESUMINDO**
>
> Estreptococos do grupo *mutans* (EGM): *S. cricetus, S. mutans, S. rattus, S. sobrinus, S. ferus, S. macacae, S. downei* e *S. orisratti* spp. nov.

As diferentes características bioquímicas, sorológicas e genéticas entre estreptococos relacionam-se à espécie animal em que foi isolada. A situação taxonômica dos estreptococos cariogênicos está bem definida como EGM e, dessa forma, o grupo mutans de estreptococos foi descrito como composto pelas espécies *S. cricetus*, *S. mutans*, *S. rattus*, *S. sobrinus*, *S. ferus*, *S. macacae*, *S. downei* e *S. orisratti* spp. nov., sendo cocos Gram-positivos, microaerófilos, acidogênicos e acidúricos e formadores de polissacarídeos extracelulares (Tab. 4.1).

ESPÉCIES DE ESTREPTOCOCOS DO GRUPO MUTANS (EGM)

S. mutans: As cepas de *S. mutans* são agrupadas em quatro sorotipos: c, e, f e um novo sorotipo k isolado da cavidade bucal e da corrente circulatória de um paciente com endocardite infectiva. A maioria das cepas é α-hemolítica ou não hemolítica, mas ocasionalmente cepas β-hemolíticas são encontradas.

Fermentam manitol, inulina, lactose, sorbitol, melibiose, rafinose e trealose. Não produzem peróxido de hidrogênio (H_2O_2) ou amônia e não fermentam xilitol e glicerol, mas hidrolisam a esculina. Sintetizam polissacarídeos intracelulares e extracelulares, produzindo três glicosiltransferases (GTF-I, GTF-SI, GTF-S) e também frutosiltransferases, enzimas extracelulares que agem sobre a sacarose.

S. mutans produz a enzima glicosiltransferase, e o principal carboidrato produzido é o dextrano (glucanos). Esse polímero é muito menos solúvel e possui propriedades tão distintas dos glucanos comuns que recebeu uma nomenclatura específica: mutano. É relativamente insolúvel, e sua presença na superfície bacteriana confere-lhe aspecto "pegajoso", de forma que uma bactéria não consegue se separar da outra com facilidade. Por isso, acredita-se que essa propriedade seja importante na aderência desse microrganismo às superfícies.

S. sobrinus: *S. sobrinus* foi originalmente isolado da cavidade bucal humana. Algumas cepas são α-hemolíticas, outras são não hemolíticas.

Essa espécie fermenta manitol, inulina e lactose, mas algumas cepas variam na habilidade de fermentar sorbitol, melibiose e rafinose. Produz H_2O_2, não hidrolisa esculina e também não produz amônia. Sorologicamente, reage usualmente com antissoro para *S. mutans* sorotipo d ou g. Não sintetiza quantidades significativas de polissacarídeos intracelulares, mas compartilha com *S. mutans* a capacidade de produzir polissacarídeos extracelulares, produzindo quatro glicosiltransferases (GTF-I, GTF-A, GTF-S, GTF-SB) e nenhuma frutosiltransferase.

S. rattus: O nome dessa espécie é descrito originalmente como sorotipo b de *S. mutans*. A característica fenotípica diferencial dessa espécie é a produção de amônia pela arginina, apesar de fermentar manitol, inulina, lactose, sorbitol, rafinose, sacarose e maltose.

Foi primeiramente obtida em ratos de laboratório, embora também tenha sido isolada na cavidade bucal humana. Testes de formação de biofilme em ratos e de aderência *in vitro* mostram que esta espécie consegue produzir biofilme em superfícies lisas dos dentes e possui maiores níveis de aderência à PA na presença de sacarose do que outras espécies.

S. cricetus: Essa espécie foi originalmente isolada da cavidade bucal de *hamsters* e ocasionalmente em humanos. Algumas cepas de *S. cricetus* produzem uma zona de α-hemólise, mas a maior parte é não hemolítica em ágar sangue. As cepas desse microrganismo reagem

> **ATENÇÃO**
>
> O primeiro habitat de *S. mutans* é a superfície dentária, podendo ser encontrado também nas fezes. A espécie é cariogênica em modelos experimentais de ratos, hamsters e macacos, estando associada com a cárie dentária em humanos.

> **ATENÇÃO**
>
> O habitat de *S. sobrinus* é a superfície dos dentes, sendo cariogênico para animais experimentais. Está associado à cárie dentária humana.

com antissoro para *S. mutans* sorotipo a, embora algumas cepas tenham perdido esse antígeno.

S. ferus: A espécie foi originalmente isolada da cavidade bucal de ratos que consumiam cana-de-açúcar como dieta alimentícia. Não é encontrada em humanos e não tem sido amplamente estudada.

Essas cepas reagem com antissoro c e produzem polissacarídeos extra e intracelulares. Fermentam manitol e sorbitol, mas não fermentam rafinose e são inibidos por bacitracina (2 unidades/mL).

S. macacae: O termo *S. macacae* foi proposto por ter sido isolado do biofilme dental de macacos (*Macaca fascicularis*). A espécie produz manitol e rafinose, mas não inulina, e é sensível à bacitracina. Sorologicamente, reage com antissoro para *S. mutans* sorotipo c, assim como com *S. mutans* e *S. ferus*. Não produz peróxido de hidrogênio, mas hidrolisa esculina. O habitat de *S. macacae* é a cavidade bucal, predominantemente a superfície dos dentes, e não foi ainda encontrado em humanos.

S. downei: Foi originalmente isolado do biofilme dental de macacos (*Macaca fascicularis*). Essa espécie forma colônias firmes, pequenas e rugosas. Fermenta manitol, glicose, sacarose, frutose, galactose e inulina, mas não fermenta melibiose, sorbitol, rafinose, arabinose, sorbose e xilitol. Não produz amônia de arginina nem peróxido de hidrogênio. Não cresce a 45 °C, e é inibida por bacitracina (2 unidades/mL).

S. orisratti: Foi originalmente isolado de ratos (*Sprague-Dawley*). As colônias são brancas, circulares ou irregulares, com 0,5 a 1 mm de diâmetro quando cultivadas em meio de cultura. Essa espécie fermenta galactose, glicose, frutose, maltose, lactose, melibiose, sacarose, manitol, sorbitol e rafinose, mas a arginina não é hidrolisada. Não produz glicosiltransferase nem frutosiltransferase, e coloniza apenas a superfície dentária de ratos de laboratório.

ATENÇÃO

Das espécies mencionadas, *S. mutans* e *S. sobrinus* são consideradas os principais agentes etiológicos da cárie dentária em humanos. As outras espécies de EGM são encontradas em animais e, se presentes em humanos, não são altamente cariogênicas.

TABELA 4.1 – Características diferenciais das espécies de EGM, baseadas em provas bioquímicas

Características	Espécie de *Streptococcus*						
	mutans	*cricetus*	*sobrinus*	*rattus*	*macacae*	*downei*	*orisratti*
Fermentação de:							
- manitol	+	+	+	+	+	+	+
- sorbitol	+	+	d	+	-	-	+
- melibiose	+	d	d	+	+	-	+
- rafinose	+	+	d	+	+	-	+
Hidrólise de:							
- arginina	-	-	-	+	-	-	-
- esculina	+	d	d	+	+	-	+
Produção de H_2O_2	-	-	+	-	-	-	-
Resistência à bacitracina – 2 UI/mL	+	-	+	+	-	-	-
Sorotipo	c, e, f	a	d, g	b	h		
Fonte	homem	*hamster*, homem, rato	homem	rato	macaco	homem	rato

+, 90% das cepas ou mais positivas; -, 90% das cepas ou mais negativas; d, proporção substancial.

GÊNERO *ENTEROCOCCUS*

Os enterococos podem ser **patógenos oportunistas** e são associados a infecções em uma variedade de sítios do corpo humano, como trato geniturinário, endocárdio, abdome e canal biliar. As espécies de maior importância clínica são *E. faecalis* e *E. faecium*.

A espécie ***E. faecalis***, em particular, pode ser encontrada em infecções primárias do canal radicular e em casos de insucesso de tratamento endodôntico, como contaminante presente e persistente na lesão periapical do dente e/ou dos túbulos dentinários. Nesses locais, mesmo após o tratamento endodôntico, a espécie pode permanecer inativa nos canais acessórios, morrer ou se multiplicar, utilizando restos orgânicos e/ou materiais remanescentes; porém, parecem ser baixas as chances de reinfecção.

Entre os **fatores de virulência** apresentados pelas cepas patógenas, podemos citar a capacidade de produção de citolisina, enzima que demonstra atividade hemolítica sobre eritrócitos humanos; a presença de cápsula, que confere maior resistência à fagocitose; a produção de adesinas, que favorecem a adesão microbiana ao epitélio por meio da ligação com receptores das células eucarióticas; e a produção da gelatinase, uma endopeptidase que cliva peptídeos bioativos, como a caseína e a hemoglobina.

> **ATENÇÃO**
>
> As espécies do gênero *Enterococcus*, apesar de serem encontradas em baixas concentrações nos diversos nichos da cavidade bucal, merecem atenção, uma vez que são potenciais contaminantes em procedimentos invasivos bucais, e devem ser observadas com cautela a fim de evitar disseminação sistêmica.

COCOS GRAM-NEGATIVOS

Os representantes de maior importância na área médico-odontológica podem ser compreendidos em três famílias: *Moraxellaceae*, *Neisseriaceae* e *Acidaminococcaceae*. São microrganismos que apresentam morfologia microscópica similar, embora possam causar patologias distintas.

A família *Moraxellaceae* engloba cinco gêneros distintos, dentre os quais se destaca a espécie *Moraxella catarrhalis* como importante representante na microbiologia médica, sendo um patógeno ou comensal do trato respiratório. Esse microrganismo também pode ser encontrado como *Neisseria catarrhalis* ou *Micrococcus catarrhalis* em textos não recentes.

A família *Neisseriaceae* engloba 15 gêneros distintos, dentre os quais se destaca o gênero *Neisseria* como o mais importante na microbiologia médica.

GÊNERO *NEISSERIA*

Dentro do gênero *Neisseria* são descritas aproximadamente 23 espécies, incluindo as espécies patogênicas clássicas *N. gonorrhoeae* e *N. meningitidis*, além daquelas que compõem a microbiota normal da orofaringe e da nasofaringe.

As cepas comensais de *Neisseria* spp. podem ocasionalmente ser isoladas, em pequenas quantidades, da maioria dos sítios da cavidade bucal. As espécies mais comuns são *N. subflava* e *N. sicca*, que têm como habitat principal as superfícies mucosas e a saliva, além de serem encontradas na nasofaringe.

GÊNERO *VEILLONELLA*

Dentro do gênero *Veillonella*, três espécies podem ser isoladas da maioria das superfícies da cavidade bucal, principalmente do biofilme dental: *V. parvula (alcalescens)*, *V. dispar* e *V. atypica*. Essas espécies produzem glicoquinase e frutoquinase, mas são incapazes de metabolizar carboidratos. São espécies dificilmente distinguíveis por métodos bioquímicos ou fenotípicos, e sua identificação é feita por métodos moleculares, como PCR.

O **ácido lático** é o ácido mais forte produzido em quantidade pelas bactérias bucais e está relacionado à dissolução do esmalte, em condições distintas. Assim, acredita-se que as espécies do gênero *Veillonella* encontradas no biofilme dental diminuam a acidez presente naquele ambiente pela metabolização do ácido lático, convertendo-o em ácidos mais fracos (predominantemente o ácido propiônico).

A presença de *V. parvula* na cavidade bucal parece depender de condições de coagregação com outros gêneros de bactérias aeróbias e anaeróbias. É considerado **patógeno oportunista**, e o desenvolvimento da infecção única por esse microrganismo se dá em

LEMBRETE

As espécies *V. parvula, V. dispar* e *V. atypica* têm um papel importante na ecologia do biofilme dental e na etiologia da cárie dentária, pois utilizam vários metabólitos intermediários como recurso de energia, especialmente o ácido lático.

condições raras. Seu papel como patógeno parece ser mais relevante nas infecções mistas, embora mais estudos sejam necessários para esclarecer os fatores de virulência dessa espécie.

BACILOS GRAM-POSITIVOS

Dentre a diversidade de bastonetes não esporulados, também chamados de bacilos não esporogênicos, serão abordado apenas os *Lactobacillus* (Fig. 4.4 e 4.5).

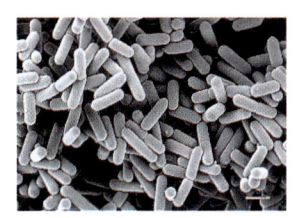

Figura 4.4 – Microscopia eletrônica de varredura de Lactobacillus, que pertencem ao grupo de bastonetes Gram-positivos não esporogênicos regulares.

BASTONETES GRAM-POSITIVOS

No grupo de bacilos Gram-positivos estão os seguintes gêneros de microrganismos:
- *Lactobacillus*
- *Listeria*
- *Erysipelothrix*
- *Brochothrix*
- *Renibacterium*
- *Kurthia*
- *Caryophanon*

Lactobacillus possuem características semelhantes aos EGM, como capacidade acidogênica e acidúrica e metabolismo fermentativo. As espécies *L. casei*, *L. acidophilus* (mais encontradas na saliva), *L. plantarum* e *L. salivarius* são homofermentativas (fermentam glicose exclusivamente em ácido lático), sendo o ácido lático o principal produto final da fermentação de açúcares. As espécies *L. fermentum*, *L. brevis*, *L. buchneri* e *L. cellobiosus* são heterofermentativas e produzem vários ácidos orgânicos (ácido acético, ácido lático), além do etanol e do dióxido de carbono.

As espécies *L. casei*, *L. paracasei* e *L. rhamnosus* fazem parte do chamado grupo *Lactobacillus casei*, com **importante valor comercial para a indústria alimentícia** devido ao seu emprego na produção de leites fermentados. Essas espécies são aptas a colonizar vários ambientes naturais e criados pelo homem, como boca, trato intestinal e genital feminino, laticínios, produtos vegetais e alimentos deteriorados. Além disso, são amplamente estudadas com relação a suas propriedades promotoras da saúde, sendo frequentemente empregadas como probióticos em alimentos industrializados. A espécie *L. casei* predomina no biofilme dental e na dentina cariada.

L. acidophilus fazem parte da microbiota comensal de animais e humanos. Essa espécie é normalmente isolada da cavidade bucal, estando relacionada com o processo cariogênico. A razão pela qual o *L. acidophilus* é potencialmente patogênico deve-se ao fato

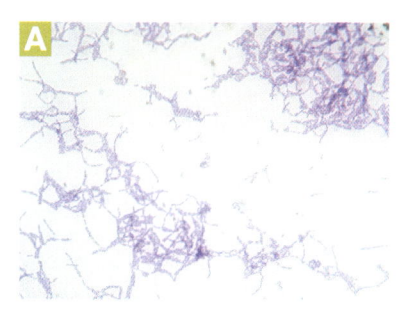

A

Bacilo Gram-positivo (Gram, 100x)

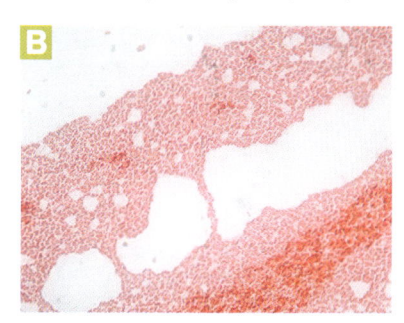

B

Bacilo Gram-negativo (Gram, 100x)

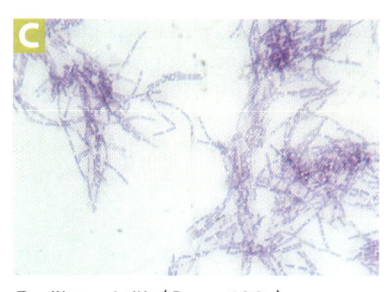

C

Bacillus subtilis (Gram, 100x)

Figura 4.5 – Microscopia óptica de esfregaços corados pelo Gram (100x).

Os probióticos

São definidos como microrganismos vivos que, quando administrados em quantidades adequadas, afetam positivamente a saúde do hospedeiro, agindo em aspectos como redução do colesterol, prevenção do crescimento microbiano e modulação do sistema imune.

LEMBRETE

L. acidophilus não possuem capacidade de adesão a superfícies duras, colonizando preferencialmente superfícies retentivas, como fossas e fissuras, margens de restaurações, defeitos de esmalte ou cáries preexistentes.

de ser acidogênico e acidúrico, além de proliferar na presença de carboidratos, e não apenas na presença da sacarose.

A colonização de cáries preexistentes, aliada ao fato de serem frequentemente isoladas de lesões profundas de cáries, geralmente associa essas bactérias ao desenvolvimento da cárie dentária, contrariamente ao *S. mutans*, que está associado com a fase inicial dessa doença.

Na composição microbiana do biofilme, foi observado que os *Lactobacillus* constituíam apenas uma pequena fração (0,01%), sendo mais frequentes em áreas profundas de cárie de dentina. Em cárie de superfície lisa de esmalte ou superfície radicular, esse microrganismo parece não desempenhar papel preponderante como agente etiológico do início da lesão.

Por não serem capazes de formar polissacarídeos extracelulares, *Lactobacillus* não se aderem a superfícies lisas, necessitando de sítios retentivos para a sua colonização (sulcos, fissuras e regiões interproximais). Parecem ser invasores secundários em algumas lesões de cárie, devendo contribuir para a progressão destas graças às suas caraterísticas acidogênicas. Além disso, estão associados ao desenvolvimento da cárie dentária sob circunstâncias específicas, como o consumo frequente e alto de sacarose.

Lactobacillus são um grupo de microrganismos que pode ser isolado de saliva, superfícies dentárias, dorso da língua, mucosa vestibular e palato duro. Estão presentes na cavidade bucal de indivíduos adultos portadores de dentes. Aumentam em número nas superfícies do esmalte e do biofilme antes do aparecimento da cárie, aumentando em quantidade na saliva de 3 a 6 meses antes do aparecimento dessas lesões.

LEMBRETE

A contagem do número de *Lactobacillus* na saliva é utilizada como um indicador de atividade de cárie de um indivíduo, uma vez que esse número é proporcional à quantidade de carboidratos ingeridos pelo paciente.

BACILOS GRAM-NEGATIVOS

SAIBA MAIS

Em razão da grande diversidade existente no grupo, os bacilos Gram-negativos podem ser organizados em "grupos de trabalho":
- enterobactérias;
- não fermentadores da glicose (ou simplesmente não fermentadores);
- grupo HACEK;
- campilobactérias;
- vibriões;
- bacteroides;
- fusobactérias;
- grupo *Cytophaga-Flavobacterium*.

O grupo dos bacilos Gram-negativos certamente é o **mais diverso** dentre os vários grupos de bactérias com relevância patogênica para o homem e para outros animais.

A alta diversidade biológica dos elementos desse macrogrupo se reflete em diferentes características metabólicas. Nele é possível a detecção de organismos aeróbios ou anaeróbios estritos, organismos facultativos e organismos aerotolerantes. Alguns organismos podem fermentar plenamente açúcares, ao passo que outros praticamente não os fermentam. Alguns crescem em meios de cultura simples (com uma única fonte de carbono e de nitrogênio), e outros são declaradamente fastidiosos e requerem meios de cultura complexos enriquecidos com fatores de crescimento. A maioria se desenvolve bem em temperaturas de 35 a 37° C; entretanto, alguns têm sua temperatura ótima de crescimento em torno de 42° C.

A seguir serão descritos os grupos de importância odontológica.

ENTEROBACTÉRIAS

Os gêneros agrupados na família *Enterobacteriaceae* são os mais comumente associados às doenças que afetam os humanos e também os mais isolados em laboratórios clínicos. O nome da família deriva do fato de que os gêneros envolvidos são habitantes comensais do trato intestinal, ou estão envolvidos em distúrbios intestinais.

GÊNERO *ESCHERICHIA*

A espécie *E. coli*, representante do gênero, é certamente a bactéria mais bem conhecida pelo homem. Sua habilidade em crescer em meios de cultura com composições variadas, trocar material genético e expressar genes de outros organismos a torna uma **excepcional ferramenta para pesquisa** em laboratórios de microbiologia e de genética. Contudo, é uma das bactérias mais relacionadas a distúrbios de fundo infeccioso.

Embora se trate de uma espécie comensal do trato intestinal, determinadas variantes podem causar quadros de diarreia. *E. coli* entero-hemorrágica (EHEC), *E. coli* produtora de toxina Shiga-*like* (STEC), *E. coli* enterotoxigênica (ETEC) e *E. coli* enteroinvasiva (EIEC) são patógenos obrigatórios responsáveis por diarreias agudas e severas, uma vez que produzem toxinas e/ou invadem o epitélio intestinal.

Alguns autores consideram a STEC um tipo de ETEC. O sorotipo O157:H7, responsável por óbitos após ingestão de carne contaminada e mal cozida e sucos industrializados não pasteurizados, é um tipo de EHEC. Já *E. coli* enteropatogênica (EPEC), *E. coli* enteroagregativa (EAEC) e *E. coli* difusamente aderente (DAEC) estão associadas com quadros de diarreia crônica e moderada, pois essas variantes tendem a somente se aderir às células epiteliais.

LEMBRETE

Infecções extraintestinais, incluindo infecções do trato urinário (UPEC), meningites (MNEC) em neonatos, pneumonia e bacteremia, são causadas por cepas denominadas *E. coli* patogênicas extraintestinais (ExPEC). A Figura 4.6 ilustra simplificadamente as diferentes formas de etiopatogenia de *E. coli*.

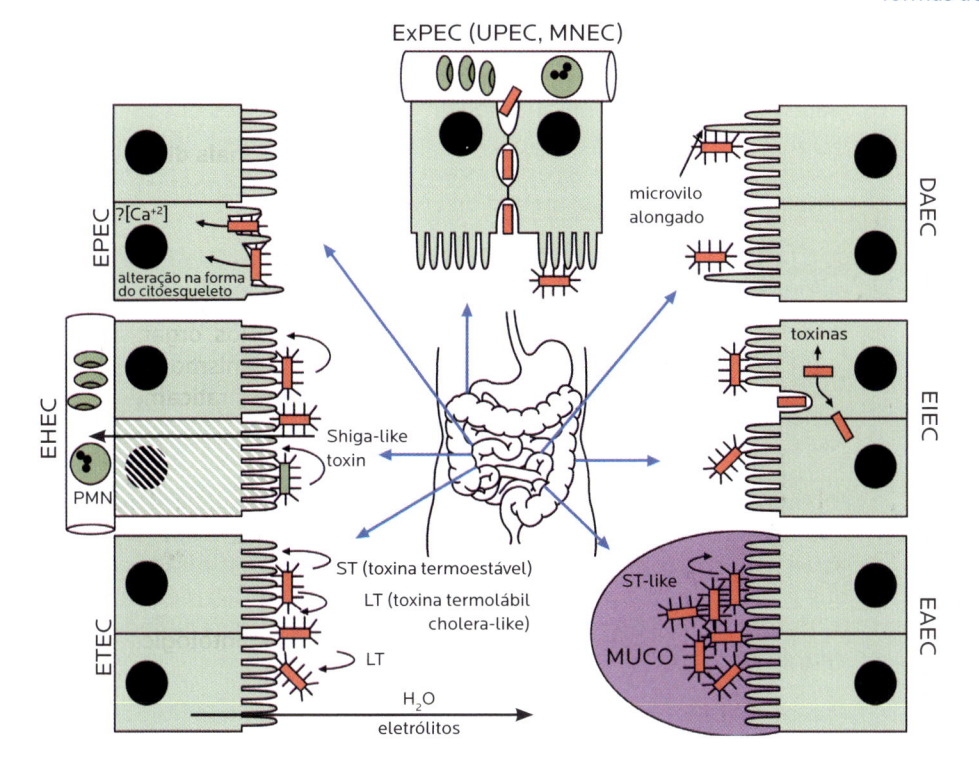

Figura 4.6 – Diferentes tipos de infecção por E. coli.

> **ATENÇÃO**
>
> Na boca, *A. actinomycetemcomitans*, do grupo Hacek, é o agente etiológico da periodontite agressiva localizada, uma doença destrutiva de ocorrência maior em adolescentes. É uma das poucas bactérias bucais com capacidade de invadir tecido.

GRUPO HACEK

O grupo HACEK é composto por *Haemophilus* spp., *A.actinomycetemcomitans*, *Cardiobacterium hominis*, *Eikenella corrodens* e *Kingella* spp. Essas espécies podem ser encontradas no sulco gengival e são detectáveis na saliva. Estão associadas com bacteremia em usuários de drogas injetáveis que "lubrificam" suas agulhas com saliva.

As bactérias podem assumir a forma de cocobacilos ou de bacilos curtos. Quanto à tolerância ao oxigênio, a maioria é anaeróbia facultativa, com crescimento ótimo observado em ambientes microaerófilos e úmidos. A maioria se mostra capnofílica, com exigência de pressão parcial de gás carbônico variando entre 5 e 10%.

CAMPILOBACTÉRIAS

Esse grupo compreende gêneros bacterianos de morfologia pleomórfica helicoidal, microaerofílicos (pO_2 5-7%) e capnofílicos (pCO_2 10%).

GÊNERO *CAMPYLOBACTER*: As espécies *C. rectus*, *C. curvus*, *C. showae* e *C. concisus* são bactérias associadas à progressão da doença periodontal. *C. gracilis* e *C. rectus* são encontrados em lesões perirradiculares, podendo atuar como patógenos importantes na infecção primária, tanto nos casos sintomáticos como nos assintomáticos.

BACTEROIDES

Duas das três espécies bacterianas consideradas como as de maior potencial patogênico na periodontite crônica do adulto e pertencentes ao grupo vermelho, *P. gingivalis* e *Tannerella forsythia* (antigamente denominada *Bacteroides forsythus*), são exemplos de bacteroides.

Dentre os bacteroides geralmente envolvidos em lesões bucais, algumas espécies conhecidas como bacteroides pigmentados em negro produzem colônias escuras em meios de cultura contendo sangue lisado, hemina e menadiona (vitamina K).

GÊNERO *PORPHYROMONAS*: Atualmente, o gênero *Porphyromonas* compreende cinco espécies de ocorrência exclusiva em humanos (*P. asaccharolytica*, *P. endodontalis*, *P. gingivalis*, *P. somerae* e *P. uenonis*), além de outras 11 espécies de interesse veterinário. As espécies mais implicadas em doença são a *P. gingivalis* e a *P. endodontalis*; ambas podem ser associadas a gengivites, periodontites, infecções endodônticas e abscessos odontogênicos.

P. gingivalis é uma bactéria que pode liberar grandes quantidades de lipopolissacarídeo (LPS) livre ou em vesículas. Esse LPS apresenta baixa reatividade biológica e capacidade de indução de inflamação, o que pode contribuir para a evasão da bactéria diante dos mecanismos de defesa inata, a colonização e a cronificação da doença periodontal e endodôntica.

P. endodontalis favorece a angioneogênese, pois estimula fibroblastos a secretarem o fator de crescimento de endotélio vascular (VEGF), o que aumenta a dimensão dos eventos de inflamação pulpar. O LPS liberado por *P. endodontalis* em canais radiculares infectados estimula macrófagos a secretarem interleucina 1 (IL-1) e fator de necrose tumoral alfa (α-TNF), que elevam as concentrações locais de metaloproteases com consequente reabsorção óssea (Fig. 4.7).

GÊNERO *TANNERELLA*: A única espécie descrita no gênero é a *T. forsythia*, que está fortemente associada à periodontite refratária. Dentre seus fatores de virulência mais importantes destaca-se a secreção, via SST2, de arginino-proteases e neuraminidases, além de BspA, um forte indutor de liberação de citocinas pró-inflamatórias envolvidas na reabsorção óssea.

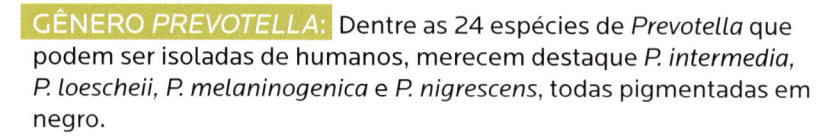

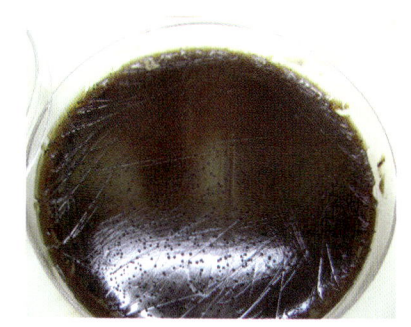

Figura 4.7 – Porphyromonas spp. em meio de cultura seletivo.

GÊNERO *PREVOTELLA*: Dentre as 24 espécies de *Prevotella* que podem ser isoladas de humanos, merecem destaque *P. intermedia*, *P. loescheii*, *P. melaninogenica* e *P. nigrescens*, todas pigmentadas em negro.

Existem indícios de que o LPS de *P. nigrescens* possa induzir reabsorção óssea alveolar levando à secreção de citocinas pró-inflamatórias por algumas células da gengiva, do periodonto ou da polpa dental. O LPS de *P. intermedia* pode induzir síntese de óxido nítrico em macrófagos, com consequente ativação da resposta inflamatória nos tecidos periodontais. *P. intermedia* pode também invadir células epiteliais, levando a eventos de periodontites refratárias.

P. intermedia pode degradar anticorpos e redes de fibrina, além de ser tóxica para fibroblastos, levando-os à morte por apoptose. Igualmente, foi observado *in vitro* que *P. loescheii* e *P. melaninogenica* exercem efeito imunossupressor pela inibição da proliferação de linfócitos B e da síntese de imunoglobulinas.

Um biofilme rico em *P. melaninogenica* pode precipitar sulfeto ferroso e formar manchas extrínsecas que parecem estar relacionadas a uma baixa experiência de cárie em indivíduos de algumas localidades. Acredita-se que o ferro combinado e precipitado não fique disponível para os EGM, reduzindo seu poder cariogênico.

FUSOBACTÉRIAS

Fusobactérias são organismos anaeróbios estritos que se apresentam alongados com extremidades afiladas. Pertencem à família *Fusobacteriaceae*; a única exceção é o gênero *Cetobacterium*, que é uma fusobactéria não classificada na família. Os gêneros são *Fusobacterium*, *Ilyobacter*, *Leptotrichia*, *Propionigenium*, *Sebaldella*, *Streptobacillus* e *Sneathia*.

São bactérias que produzem ácido butírico e outros ácidos carboxílicos, além de formas voláteis de enxofre que lhes conferem desagradável odor característico.

GÊNERO *FUSOBACTERIUM*: Vinte espécies de *Fusobacterium* são conhecidas, sendo que o *F. nucleatum* é a mais importante do gênero e possui cinco subespécies reconhecidas. As *Fusobacterium* spp. estão implicadas em várias doenças, como periodontites, infecção pulpar e úlceras tropicais. As espécies *F. nucleatum* e *F. necrophorum* também

LEMBRETE

Foi mostrado que, nos casos de reagudização endodôntica, a sintomatologia dolorosa está diretamente ligada à liberação do LPS da membrana externa do *F. nucleatum*.

são conhecidas como **necrobacilos**, dado seu envolvimento em necrose de tecidos.

As *Fusobacterium* spp. podem causar infecções como agentes etiológicos específicos ou infecções polimicrobianas. Em infecções polimicrobianas, assim como dentro das matrizes de biofilmes dentais, é comum observar que as *Fusobacterium* spp. coagregam com praticamente todas as outras espécies bacterianas, e mesmo com leveduras.

Cepas de *F. necrophorum* adaptadas aos animais liberam uma leucotoxina capaz de induzir apoptose em neutrófilos, o que favorece a evasão das bactérias em sítios infectados. Já *F. nucleatum* consegue neutralizar a ação de anticorpos da classe imunoglobulina G (IgG) ligando-se às suas porções Fc, o que impede a ativação do complemento pela via clássica. Isolados clínicos de *F. nucleatum* estimulam neutrófilos a secretarem altas doses de formas ativas de oxigênio (radicais livres), além de IL-1β, α-TNF, IL-8 e elastase, que ativam uma potente resposta inflamatória.

GRUPO FLAVOBACTERIUM-CYTOPHAGA

Deste grupo, o gênero de maior importância para a odontologia é o *Capnocytophaga*.

GÊNERO *CAPNOCYTOPHAGA*: As espécies do gênero *Capnocytophaga* são organismos que exigem de 5 a 10% de pCO_2 para seu desenvolvimento. São bacilos alongados e fusiformes, que podem ser ou não curvos, e são anaeróbios facultativos.

C. gingivalis e *C. ochracea* são encontradas com *A. actinomycetemcomitans* em periodontites agressivas juvenis. A espécie *C. sputigena* está envolvida com a periodontite do adulto. Além da boca, *Capnocytophaga* spp. também têm sido isoladas do trato genital feminino, onde estão envolvidas com infecções intrauterinas, amnionites e infecções perinatais em prematuros.

Os principais fatores de virulência das *Capnocytophaga* spp. são enzimas como aminopeptidases, fosfatases ácidas e alcalinas, proteases que hidrolisam IgA e IgG, além de enzimas tripsina-*like*, que podem auxiliar na invasão dos tecidos periodontais.

ACTINOMYCES

Muitas espécies diferentes de bactérias Gram-positivas habitam a cavidade bucal de humanos. Dentre elas, o principal gênero envolvido em infecções orais e extraorais é representado pelos *Actinomyces*, que são pertencentes à família *Actinomycetaceae*, consistindo de bactérias encontradas na boca e na garganta de homens e de animais. As células de *Actinomyces* apresentam aspecto morfológico de bastonetes Gram-positivos com grande variedade de tamanho, podendo medir de 0,5 a 1,0 μm de diâmetro por 1,5 a 5,0 μm de comprimento. São arranjadas em pares, cadeias curtas ou isoladamente. Algumas espécies possuem fímbrias, que são fundamentais na sua função específica de aderência

---

ATENÇÃO

Existem evidências de que uma transmissão hematogênica de *F. nucleatum*, assim como de porfiromonas ou de prevotelas, até a placenta possa causar uma aceleração na expulsão do feto, o que pode vincular doença periodontal à prematuridade de nascimento.

ATENÇÃO

As principais espécies do gênero *Capnocytophaga* são *C. canimorsus*, *C. gingivalis*, *C. ochracea* e *C. sputigena*. A *C. canimorsus* é o principal patógeno associado a mordidas por cães, sendo que indivíduos sob regime imunossupressor, esplenectomizados ou etilistas estão mais sujeitos à infecção com evolução para septicemia ou endocardites.

e coagregação com outras bactérias. As características culturais também são variadas; as colônias variam, frequentemente, do cinza ao branco cremoso, com textura lisa ou rugosa e morfologia colonial irregular ou circular.

Testes fisiológicos e bioquímicos são usados para a caracterização dos *Actinomyces* em relação aos outros gêneros de bastonetes Gram-positivos e para a diferenciação de suas espécies: *A. georgiae, A. gerencseriae, A. israelii, A. meyeri, A. naeslundii, A. odontolyticus* e *A. viscosus*.

A. georgiae: O isolamento inicial dessa espécie ocorreu de amostras coletadas da bolsa periodontal. Suas células se apresentam frequentemente em pares ou cadeias curtas e não fermentam carboidratos. Apresentam colônias brancas, lisas e circulares.

A. gerencseriae: Essa espécie foi inicialmente classificada como *A. israelii* sorotipo 2 com base em sua característica colonial. A diferenciação entre essas espécies é feita a partir do teste bioquímico de fermentação da arabinose, que é negativo para *A. gerencseriae* e positivo para *A. israelii*.

A. israelii: Espécie originalmente nomeada *Streptothrix israeli*, apresenta colônias brancas irregulares e fortemente aderidas ao meio de cultura. Cresce melhor em anaerobiose. É a principal espécie causadora de actinomicoses e conjuntivites em humanos. É isolada em grande número dos biofilmes supragengivais, mas não apresenta relação direta na etiologia e no desenvolvimento de gengivites.

A. meyeri: As colônias são translúcidas ou brancas opacas, lisas, não hemolíticas ou α-hemolíticas. Essa espécie é preferencialmente anaeróbia e requer vitamina K nos meios de cultura. Frequentemente isolada no sulco gengival e abscessos.

A. naeslundii: Suas colônias apresentam 1 a 5 mm de diâmetro, coradas em creme e positivas para o teste bioquímico da atividade da urease. Essa espécie é causadora de lesões actinomicoses cerebrofaciais, torácicas e abdominais, clinicamente idênticas às provocadas por *A. israelii*.

A. odontolyticus: As colônias dessa espécie, que inicialmente são brancas, mudam para coloração vermelha após 5 a 10 dias de incubação, sendo frequentemente circulares. O principal sítio de colonização humana são os biofilmes dentários e as lesões cariosas.

A. viscosus: A cavidade bucal de humanos e outros animais como cães, gatos e *hamsters* são os principais habitats dessa espécie. Em humanos, pode ser o patógeno primário de infecções cervicofaciais e abdominais, mas não apresenta correlação direta no desenvolvimento de lesões gengivais.

Em tecidos extraorais, os *Actinomyces* causam abscessos cerebrais e cervicofaciais, conjuntivites e outras infecções oculares, além de infecções do endométrio em mulheres que utilizam dispositivo intrauterino como método contraceptivo. As lesões actinomicóticas contêm frequentemente uma microbiota mista em que a espécie mais comumente envolvida é o *A. israelii*, mas algumas lesões podem estar infectadas por *A. naeslundii* e *A. viscosus*.

> **LEMBRETE**
>
> *Actinomyces* são comensais que geralmente coexistem com seus hospedeiros, formando filamentos que podem fragmentar-se em células corineformes. Porém, do mesmo modo que espécies produtoras de ácido acético, lático e propiônico, como resíduo final de seu metabolismo celular podem, em algumas condições, caracterizar-se como agentes infectantes oportunistas de tecidos moles e mineralizados como as estruturas dentárias.

> **LEMBRETE**
>
> As espécies de *Actinomyces* são geralmente anaeróbias facultativas e requerem uma concentração atmosférica mínima de dióxido de carbono para seu crescimento ótimo. Algumas linhagens são preferencialmente anaeróbias.

> **ATENÇÃO**
>
> O principal ambiente de colonização do ser humano pelas espécies de *Actinomyces* é a cavidade bucal, sendo um componente significativo dos biofilmes dentários. Embora algumas espécies causem perda extensiva de tecidos dentários de suporte – osso alveolar – e cáries experimentais em animais, poucas evidências correlacionam esses microrganismos com doenças periodontais e cáries em humanos.

5

Biofilme dental

RODRIGO ALEX ARTHUR
THAIS DE CÁSSIA NEGRINI

OBJETIVOS DE APRENDIZAGEM

- Descrever a formação e os estágios do biofilme dental
- Conhecer a composição microbiana do biofilme dental

Biofilme

Comunidades microbianas sésseis que se desenvolvem espontaneamente em qualquer superfície sólida em condições fisiológicas adequadas.

LEMBRETE

Na forma de biofilmes, os microrganismos apresentam-se mais virulentos, aumentando o potencial patogênico. Dessa forma, o conhecimento sobre a formação e a estrutura dos biofilmes e sobre as interações microbianas presentes nesse habitat são de extrema importância para o entendimento das patologias associadas aos biofilmes (como a cárie dentária) e para a adoção de medidas e estratégias preventivas eficientes.

Naturalmente, após a higienização dental, grupos de bactérias se aderem à superfície dental, formando uma comunidade microbiana embebida em uma matriz de polímeros extracelulares derivada do metabolismo das células e do meio ambiente (saliva). Essa comunidade microbiana que cresce aderida às superfícies dentais recebe o nome de biofilme dental (ou placa dental bacteriana).

A microbiologia se preocupa em estudar os mecanismos fisiológicos e de controle entre as formas microbianas planctônicas (livre) e sésseis (biofilme), por sua grande importância nas atividades humanas.

Os biofilmes mais comuns na natureza são heterogêneos e multiespécies (compostos por duas ou mais espécies). Os produtos do metabolismo de uma espécie podem auxiliar o crescimento das outras, e a adesão de uma dada espécie pode fornecer ligações para outras espécies. Inversamente, a competição pelos nutrientes e o acúmulo de metabólitos tóxicos produzidos pelas espécies colonizadoras podem limitar a diversidade de espécies em um biofilme.

FORMAÇÃO DO BIOFILME DENTAL

A colonização de um habitat (no caso, a superfície dental) é um processo complexo que envolve não apenas interações entre as bactérias e o hospedeiro, mas também **interações interbacterianas** (Fig. 5.1).

Primeiramente, os microrganismos necessitam entrar no habitat que se deseja colonizar. Especificamente no caso da cavidade bucal, as mães são os reservatórios que primariamente permitem transmissão de bactérias para a cavidade bucal dos filhos. Uma vez na cavidade bucal, os microrganismos precisam se aderir às superfícies (dentes ou até mesmo superfície de outras bactérias) para se estabelecerem dentro da cavidade bucal. Essa aderência é um processo complexo e geralmente específico (descrito a seguir).

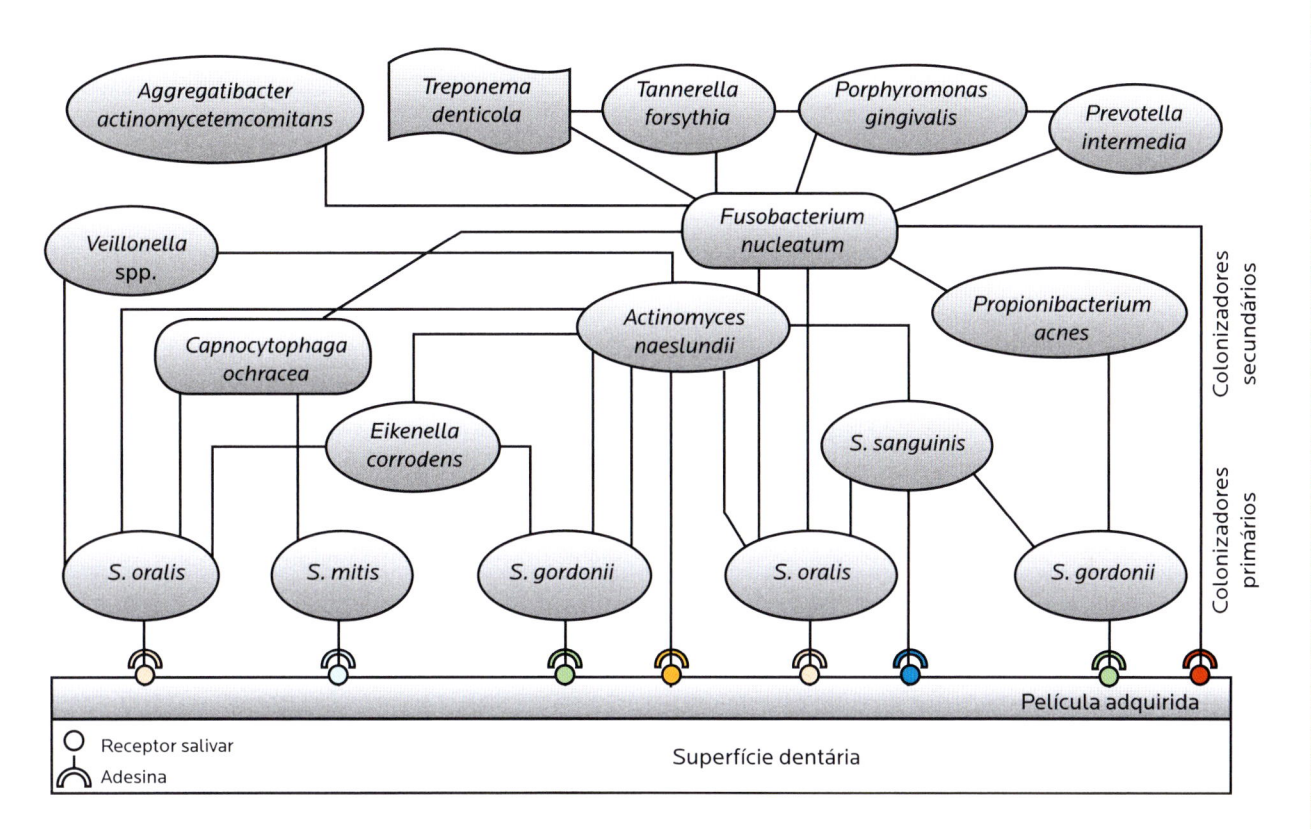

Microbiologia e Imunologia Geral e Odontológica

Figura 5.1 – Formação do biofilme dental - interações interbacterianas.
Fonte: Kolenbrander e colaboradores[1]

Quando as condições ambientais são favoráveis, esses microrganismos crescem formando uma comunidade. À medida que a comunidade se desenvolve, as características do ambiente também são alteradas, o que culmina com alterações na composição dessa comunidade microbiana, que também podem ser induzidas por mudanças no ambiente externo. Essa alteração na composição microbiana que ocorre em decorrência do tempo é chamada **sucessão microbiana**.

Consequentemente, há um aumento na diversidade das populações na comunidade, e esse aumento continua até que ela esteja em equilíbrio com seu ambiente, o que recebe o nome de **comunidade clímax**. Essa estabilidade, representada pelo equilíbrio dinâmico entre a microbiota e as condições ambientais locais, é denominada **homeostasia microbiana**.

De uma forma didática, a formação do biofilme dental pode ser dividida em alguns estágios: a) formação de película adquirida(PA); b) adesão de bactérias à superfície dental; c) coagregação bacteriana; d) multiplicação e sucessão microbiana.

A) Formação da película adquirida (ou película salivar)

Logo após a escovação dental, os dentes são naturalmente recobertos por uma camada proteica e acelular (composta basicamente por glicoproteínas salivares, fosfoproteínas, lipídeos, proteínas do tipo amilase, lisozima, peroxidase, IgA e IgG, mucinas, glicosiltransferases, proteínas ricas em prolina e até produtos de origem bacteriana) denominada **película**. Essas moléculas formadoras da PA atuam como receptores, permitindo a adesão seletiva de determinados microrganismos à superfície dental.

LEMBRETE

Quaisquer fatores responsáveis pela alteração da homeostasia microbiana podem levar a um desequilíbrio ecológico, havendo aumento na predisposição a doenças. Ecologicamente, uma comunidade clímax persiste em um determinado habitat até que fatores externos, como a dieta, alterem esse equilíbrio.

B) Adesão de bactérias à superfície dental

S. sanguinis, *S. oralis*, *S. mitis* e *S. gordonii* são os colonizadores primários e aderem à superfície dental até 2 horas após a formação da película. Essas espécies representam 95% dos estreptococos e 56% da microbiota inicial.

Além desses microrganismos, a microbiota inicial também é composta por *Actinomyces* e bactérias Gram-negativas, como *Neisseria*. EGM (estreptococos grupo mutans – descritos no Cap. 4) representam apenas 2% ou menos dos estreptococos colonizadores iniciais. *Haemophilus* spp., *Capnocytophaga* spp., *Prevotella* spp. e *Veillonella* spp. também podem estar presentes.

Existe uma **fase adaptativa** (sem multiplicação celular) antes que a colonização pelas bactérias prossiga. Um rápido aumento no número de bactérias só é observado depois de 8 a 12 horas. As bactérias se espalham pela superfície em uma única camada. Em algumas regiões, os microrganismos formam multicamadas, nas quais esses microrganismos são embebidos em uma matriz intermicrobiana.

C) Coagregação bacteriana

A coagregação é o reconhecimento célula a célula. Frequentemente envolve interações do tipo lectinas. As lectinas (descritas a seguir) são proteínas expressas por alguns microrganismos que permitem sua ligação a carboidratos localizados na superfície de outras bactérias.

Durante a formação do biofilme dental, nota-se que as bactérias do gênero *Fusobacterium* se coagregam com a maior parte dos demais gêneros de bactérias. Por isso, foi proposto que esses microrganismos atuam como uma ponte entre os colonizadores iniciais e os colonizadores tardios (P*orphyromonas* spp., *Treponema* spp., *Eubacterium* spp., *Actinobacillus* spp., entre outros).

D) Multiplicação e sucessão bacteriana

Uma vez estabelecidas na superfície dental, as bactérias começam a se multiplicar, mas essa taxa de crescimento muda à medida que o biofilme amadurece. Nesse contexto, as interações microbianas e as cadeias metabólicas desenvolvidas entre as bactérias criam condições apropriadas para a colonização do biofilme por outras espécies bacterianas. Um exemplo disso é o consumo de oxigênio pelas espécies aeróbias e anaeróbias facultativas, o que favorece o crescimento de bactérias anaeróbias obrigatórias.

Além disso, os produtos metabólicos dos colonizadores primários atuam como nutrientes adicionais para os colonizadores tardios, aumentando a diversidade microbiana no biofilme. Nesse caso, o estabelecimento de microrganismos primários é um antecedente para a subsequente proliferação de outros microrganismos, em um processo de sucessão microbiana.

> **ATENÇÃO**
>
> Com o envelhecimento do biofilme dental (duas semanas ou mais), ocorrem alterações estruturais desde as camadas mais profundas até a superfície. Há formação de uma camada interna de bactérias pleomórficas Gram-positivas. A parte mais externa desses depósitos microbianos maduros é em geral mais fracamente estruturada e tem composição mais variada.

FORÇAS FÍSICO-QUÍMICAS E MOLÉCULAS DE ADESÃO DOS MICRORGANISMOS

Durante a formação do biofilme dental, os microrganismos estão sujeitos a forças físico-químicas de longa distância e também interagem com os demais microrganismos do biofilme.

As bactérias são, em geral, carregadas negativamente. A PA, por sua vez, em razão de sua composição proteica, possui carga elétrica positiva. Assim, os microrganismos podem se aderir inicialmente à superfície dental por meio de interações fracas por carga. Além disso, há alguns tipos de interações específicas entre componentes da superfície das células microbianas e componentes da superfície de outras bactérias ou da PA. Dentre essas, podemos citar adesinas, lectinas e fímbrias.

ADESINAS: Genericamente, são componentes localizados na superfície bacteriana que apresentam a propriedade de interagir com receptores localizados em outras bactérias ou na superfície dental. Como exemplo, podemos citar:

- adesinas de superfície do *S. gordonii*, que se ligam especificamente à α-amilase presente na PA;
- adesinas de superfície de *A. naeslundii*, que interagem com proteínas do tipo estaterina também presentes na PA;
- *A. naeslundii* e *S. mutans*, que interagem com proteínas ricas em prolina presentes na superfície dental;
- *S. parasanguinis*, que interage com fibrinas também presentes na película;
- *S. gordonii*, *S. oralis* e *S. parasanguinis*, que podem interagir com fragmentos de célula bacteriana também aderida à superfície dental como componentes da PA.

LECTINAS: São proteínas localizadas na superfície bacteriana que desempenham o papel de adesinas. Essas proteínas podem interagir com os oligossacarídeos, os carboidratos e as glicoproteínas adsorvidos na superfície do dente. Lectinas de superfície em *S. parasanguinis* podem se ligar a glicoproteínas salivares aderidas à película, enquanto lectinas de *S. oralis* podem se ligar à galactose.

FÍMBRIAS: São apêndices localizados na parede celular bacteriana. Especificamente, fímbrias localizadas na membrana celular de *Actinomyces* spp. permeiam a aderência desses microrganismos às proteínas ricas em prolina e estaterinas da película.

Exemplos dos microrganismos mais prevalentes no biofilme dental

- *Streptococcus*, principalmente S. mutans (Fig. 5.2) e S. sobrinus
- *Actinomyces* (A. naeslundii, A. viscosus e A. odontolyticus)
- *Lactobacillus* (L. acidophilus e L. casei)
- *Neisseria* (N. subflava)
- *Veillonella* (V. dispar, V. parvula e V. atypica)
- *Fusobacterium* (F. nucleatum)

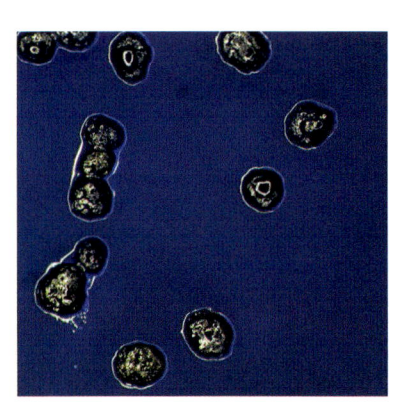

Figura 5.2 – Colônias de S. mutans cultivadas em ágar Mitis Salivarius contendo bacitracina.

LEMBRETE

Em indivíduos que consomem uma dieta pouco cariogênica, o nível de colonização do biofilme dental por microrganismos cariogênicos é considerado clinicamente irrelevante, e as superfícies dentais são consideradas sadias. Entretanto, em uma dieta rica em açúcares fermentáveis, ocorre um desequilíbrio na homeostasia microbiana, pois os açúcares fermentáveis presentes na dieta são metabolizados pelas bactérias do biofilme dental. Como resultado desse processo, são produzidos ácidos que reduzem o pH do biofime.

COMPOSIÇÃO MICROBIANA DO BIOFILME DENTAL

Estima-se que a cavidade bucal seja composta por mais de 700 espécies bacterianas. Cada uma dessas espécies pode se apresentar com fenótipos ou genótipos distintos, possuindo diferentes capacidades de virulência. Por causa disso, a comunidade microbiana da cavidade bucal tem sido considerada a microbiota mais complexa do corpo humano.

Apesar dessas estimativas, grande parte das espécies detectadas não pode ser cultivada em laboratório por técnicas convencionais de cultivo, por causa de restrições nutricionais e até mesmo atmosféricas. Técnicas avançadas de biologia molecular (principalmente relacionadas à amplificação da região 16S do RNA ribossômico das bactérias) têm permitido a identificação desses microrganismos e traçado um novo panorama no que se refere ao atual conhecimento acerca da ecologia bucal.

Alguns grupos de bactérias estão presentes no biofilme supragengival, mas em baixas proporções, como *Porphyromonas* spp., *Treponema* spp., *Prevotella* spp. e *Haemophilus* spp. Além disso, alguns fungos, como a *C. albicans*, também têm sido isolados do biofilme dental.

Em qualquer ecossistema, a homeostasia microbiana pode ser alterada por qualquer modificação em fatores que são críticos para a manutenção da estabilidade ecológica, o que pode resultar em um maior crescimento de bactérias que inicialmente estão presentes em menores proporções. No caso da cavidade bucal, o principal fator responsável pela ruptura na homeostasia microbiana é a **dieta**.

No caso da **placa dental ecológica**, microrganismos potencialmente cariogênicos (como os EGM, em especial o *S. mutans*) estão naturalmente presentes no biofilme dental. Entretanto, esses microrganismos são pouco competitivos e, dessa forma, estão presentes no biofilme dental em baixas proporções.

De forma geral, quanto maior a frequência de ingestão de açúcares fermentáveis, mais tempo o pH do biofilme permanece reduzido, o que acaba por inibir o crescimento de microrganismos que são intolerantes ao baixo pH. Nessa condição, microrganismos que são mais ácido-tolerantes tornam-se mais competitivos, tendo sua proporção elevada no biofilme.

Apesar de uma potencial participação de outras bactérias no processo de desmineralização dental, grande importância tem sido dada ao *S. mutans*. O fato de essa bactéria ser tolerante ao baixo pH (característica denominada aciduricidade) significa que, além de fisiologicamente suportar a acidificação do biofilme, ela também é capaz de manter seu metabolismo em condições ótimas, continuando a metabolizar os açúcares fornecidos pela dieta. Assim, mais ácidos são produzidos como resultado desse metabolismo, e mais reduzido torna-se o pH do biofilme, o que aumenta a suscetibilidade das superfícies dentais a perdas minerais (desmineralização).

Porém, além de ser ácido-tolerante, a espécie S. mutans apresenta um diferencial em relação aos outros microrganismos do biofilme: utilizar a sacarose para a produção de polímeros extracelulares. Essa síntese ocorre pela ação de glicosiltransferases, enzimas produzidas pelos S. mutans que clivam as moléculas de sacarose em seus monossacarídeos constituintes (glicose e frutose). Essas enzimas utilizam a glicose para sintetizar os polímeros extracelulares (especificamente denominados polissacarídeos extracelulares insolúveis) que formam a matriz do biofilme.

Há uma correlação positiva entre os polissacarídeos extracelulares insolúveis e a cárie. Sabe-se que esses polissacarídeos modificam a estrutura do biofilme, já que tornam sua matriz mais porosa. Esse aumento na porosidade facilita a difusão de substratos por toda a extensão do biofilme, permitindo que os ácidos produzidos pelas bactérias também se difundam com maior facilidade, o que possibilita quedas de pH mais prolongadas na interface dente-biofilme dental.

Os polissacarídeos extracelulares atuam como "colas biológicas" viabilizando a adesão de S. mutans à superfície dental e também a outras bactérias e contribuindo para que o biofilme dental possua elevado número de S. mutans e elevada proporção de S. mutans em relação às demais bactérias do biofilme.

Nesse contexto, tem sido demonstrado que o biofilme formado sob frequente exposição à sacarose possui diferentes genótipos de S. mutans, os quais não são encontrados quando o biofilme é formado sob condições não cariogênicas (Fig. 5.3). Esses genótipos exclusivamente encontrados quando o biofilme é formado na presença de sacarose são mais ácido-tolerantes e acidogênicos do que aqueles encontrados nas condições não cariogênicas.

Tem-se demonstrado, ainda, que indivíduos cárie-ativos possuem genótipos de S. mutans mais virulentos quando comparados àqueles encontrados em indivíduos livres de cárie. Essa maior virulência está relacionada à maior capacidade de produção de polissacarídeos extracelulares insolúveis e também à maior atividade da enzima glicosiltransferase.

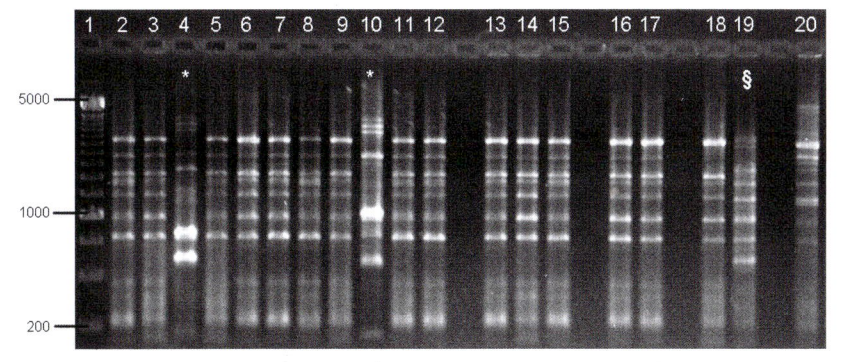

ATENÇÃO

S. mutans e lactobacilos são as bactérias mais favorecidas pelo baixo pH do biofilme, tornando-se predominantes em um biofilme dental cariogênico. Essa é uma das razões pelas quais essas bactérias são consideradas um dos principais microrganismos relacionados à cárie dentária. Porém, é importante considerar que outras bactérias também podem ter uma contribuição biologicamente significativa para fortalecer a cariogenicidade do biofilme.

LEMBRETE

Polissacarídeos extracelulares insolúveis tornam o biofilme dental mais espesso, o que torna a sacarose um dos açúcares fermentáveis mais cariogênicos presentes na dieta.

LEMBRETE

A atividade da bomba F-ATPase é um dos mecanismos mais importantes responsáveis pela aciduricidade dos S. mutans, uma vez que alterações no pH intracelular podem comprometer as atividades enzimáticas e, consequentemente, a viabilidade celular.

Figura 5.3 – Perfis genotípicos de cepas de S. mutans. Coluna 1: padrão de DNA (250 pb). Colunas 2 a 12: cepas de S. mutans isoladas de biofilme dental formado in vivo na presença de sacarose. Colunas 13 a 19: cepas de S. mutans isoladas de biofilme dental formado in vivo na ausência de sacarose. Coluna 20: perfil genotípico de cepa controle – S. mutans UA 159.

*Genótipos encontrados exclusivamente no biofilme formado na presença de sacarose.
§Genótipo encontrado exclusivamente no biofilme formado na ausência de sacarose.

MECANISMOS DE ADAPTAÇÃO DOS MICRORGANISMOS NO BIOFILME DENTAL

ADAPTAÇÃO AO BAIXO PH

Como descrito anteriormente, o biofilme dental está constantemente exposto a variações de pH (como consequência da metabolização dos açúcares da dieta) que podem alterar a homeostasia microbiana. Portanto, os microrganismos necessitam de mecanismos adaptativos que os tornem tolerantes a tais variações nas condições ambientais. Especificamente no caso de desenvolvimento de biofilme cariogênico, os *S. mutans* apresentam alguns mecanismos de adaptação bem conhecidos e que podem representar a forma como a microbiota do biofilme responde às alterações ambientais.

Um dos mecanismos primários relacionados à aciduricidade de *S. mutans* é a **atividade da bomba F-ATPase**. Essa bomba está localizada na membrana celular dessas bactérias. Quando há metabolização dos açúcares presentes na dieta, há produção de ácidos, e os íons se difundem para o meio intracelular bacteriano. Então, a bomba F-ATPase (que é uma proteína) bombeia esses íons para fora da célula, mantendo o pH intracelular em níveis fisiológicos.

Além da atividade F-ATPase, outros fatores também podem contribuir para a resposta adaptativa dos microrganismos ao ambiente ácido. Mediante estresse ácido, ocorre um aumento na proporção de lipídeos monoinsaturados e de cadeia longa na membrana celular de *S. mutans*, e a incapacidade de sintetizar esses lipídeos reduz a tolerância à acidificação do meio.

Embora a bomba F-ATPase transporte prótons para o meio extracelular, ainda ocorrem quedas de pH no citoplasma em virtude do influxo de íons hidrogênio, e essa acidificação ativa algumas enzimas responsáveis pela biossíntese de lipídeos de membrana. Por isso, foi sugerido que essa alteração na proporção de lipídeos reduz a permeabilidade da membrana celular a prótons, conferindo maior aciduricidade aos microrganismos. Também foi verificado que deficiência na síntese de ácido lipoteicoico (LTA) aumenta a permeabilidade da membrana celular a prótons, reduzindo a tolerância de *S. mutans* ao ambiente ácido.

O estudo de proteômica tem sido muito útil na identificação de proteínas que participam da aciduricidade dos microrganismos. Maior expressão de genes dnaK e groEL foi verificada em resposta ao estresse ácido, e bactérias incapazes de sintetizar DnaK foram mais ácido-sensíveis. Provavelmente, a proteína DnaK está envolvida na biogênese do complexo F-ATPase, sendo essencial para o correto funcionamento dessa bomba.

Além disso, DnaK e GroEL podem estar envolvidas nos processos relacionados à renaturação ou degradação de proteínas anormais que foram alteradas durante a acidificação do meio. Em acréscimo, foi verificado que *S. mutans* incapazes de sintetizar uma proteína de membrana, denominada BrpA, tiveram uma expressão reduzida do gene atpD, comumente envolvido com a atividade F-ATPase, sugerindo que essa proteína também desempenha um papel importante na aciduricidade desses microrganismos.

Muitos estreptococos podem também converter ureia (um dos produtos do metabolismo bacteriano do biofilme) em amônia e gás carbônico pela ação de enzimas do tipo urease, por um sistema denominado arginina-deiminase. Esse sistema pode ajudar a neutralizar ácidos, tornando esses microrganismos mais competitivos em ambientes de baixo pH, mas não está presente em *S. mutans*, já que esse microrganismo não possui enzima urease.

ATENÇÃO

Acredita-se que a atividade da enzima urease no biofilme dental é maior em indivíduos livres de cárie quando comparada a indivíduos cárie-ativos.

ADAPTAÇÃO AO ESTRESSE OSMÓTICO

Para agir contra as condições hiperosmóticas, as bactérias podem sintetizar solutos compatíveis (denominados osmoprotetores, como polióis, aminoácidos e aminas quaternárias) que podem se acumular intra ou extracelularmente sem interferir nas funções celulares vitais. Entretanto, quando esses solutos compatíveis não estão presentes no meio ambiente ou quando não é possível sintetizá-los, as bactérias podem adotar sistemas de transporte específicos para cada tipo de soluto, a fim de manter o equilíbrio osmótico.

LEMBRETE

No biofilme dental, o acúmulo de solutos no meio extracelular ou intracelular pode aumentar a osmolaridade, o que pode forçar as bactérias a alterar sua fisiologia para manter o equilíbrio hídrico entre os meios intra e extracelulares. Nessa condição, algumas estratégias são adotadas pelas bactérias para a manutenção do turgor celular.

ADAPTAÇÃO À DENSIDADE POPULACIONAL (QUORUM SENSING)

Tem sido demonstrado que populações bacterianas podem coordenar a expressão gênica em resposta à densidade populacional. Esse mecanismo atua por meio da produção ou resposta ao acúmulo de moléculas sinalizadoras (denominadas autoindutores) localizadas no biofilme dental. Concomitantemente ao aumento na densidade populacional bacteriana, os níveis extracelulares de autoindutores aumentam até que quantidades suficientes sejam atingidas para ativar uma cascata de sinais de transdução que governarão a expressão gênica.

Nos *S. mutans*, o mecanismo mais conhecido de resposta à densidade populacional é desempenhado por um sistema de **transdução de sinais de dois componentes** (TCS, do inglês *two component signal transduction system*). Os genes relacionados à TCS (genes comABCDE) produzem pequenos peptídeos que, após atingirem concentrações ótimas no meio extracelular (obtidas com o aumento no número de bactérias), ativam histidina quinases da superfície bacteriana que transmitem um sinal intracelular para a ativação da expressão de diversos genes.

LEMBRETE

Genes comC, comD e comE codificam, respectivamente, o peptídeo autoindutor, seu sensor para histidina quinase e um regulador de resposta intracelular. Esse sistema está intimamente relacionado à tolerância ao estresse ácido e a outros estresses durante a formação do biofilme.

ESTRATÉGIAS PARA INTERFERIR NA FORMAÇÃO DO BIOFILME DENTAL

Autocuidado

É um conjunto de ações e decisões tomadas pelo indivíduo com a finalidade de prevenir/controlar, diagnosticar e tratar quaisquer desvios da própria saúde. Deve-se fazer com que o paciente exerça seu papel na promoção da própria saúde, por meio da desorganização diária do biofilme dental.

ATENÇÃO

Vale ressaltar que os agentes químicos, como clorexidina, íons metálicos, dodecil sulfato de sódio e triclosana, apenas devem ser indicados quando não forem obtidos resultados satisfatórios com as demais medidas de controle mecânico.

LEMBRETE

Nenhuma substância com efeito antimicrobiano deve ser utilizada como substituta do controle mecânico. Os indivíduos devem ser educados e motivados para uma adequada higienização da cavidade bucal, controlando a formação de biofilme.

A correta limpeza dos dentes é o meio mais eficiente para a prevenção de doenças bucais como cárie dentária. Por isso, uma das principais estratégias para interferir na formação do biofilme é o **encorajamento para o autocuidado**.

O autocuidado pode ser estimulado a partir das informações fornecidas ao paciente sobre a formação do biofilme e a importância de seu controle.

Desse modo, o **controle mecânico** do biofilme representa um importante papel no que se refere à saúde bucal. O biofilme é constantemente desorganizado pelo uso de alguns dispositivos para limpeza dental, como escovas dentais, fios interdentais e escovas interproximais. Esse é o método mais simples para interferir na formação do biofilme.

Como adjuntos ao controle mecânico, e quando os indivíduos são incapazes de manter um adequado controle mecânico de biofilme, alguns **agentes químicos** podem ser utilizados. De forma geral, esses agentes agem inibindo a colonização microbiana ou até mesmo o crescimento e o metabolismo bacteriano. Esses agentes químicos podem estar disponíveis em enxaguatórios, géis, dentifrícios ou mesmo de gomas de mascar e pastilhas.

Os **produtos naturais** e seus derivados têm sido uma fonte inovadora de agentes terapêuticos que podem ser utilizados para interferir na formação do biofilme dental. Alguns produtos são promissores para o controle do desenvolvimento de biofilme dental cariogênico: própolis, chá-verde (*Camellia sinensis*) e óleos essenciais de alecrim (*Rosmarinus officinalis*), de hortelã (*Mentha piperita*) e de bacupari (*Rheedia gardneriana*).

6

Microbiologia da cárie dentária

ERIKA NIKITZA SHIAUHA HARTH-CHÚ
FLÁVIA SAMMARTINO MARIANO
MARIA PAULA MACIEL RANDO MEIRELLES
NATÁLIA LEAL VIZOTO
RAFAEL NÓBREGA STIPP
RENATA DE OLIVEIRA MATTOS-GRANER

Para o completo entendimento da doença cárie, é preciso compreender as formas e vias de aquisição de microrganismos cariogênicos, assim como seus mecanismos de virulência, os quais incluem fatores de escape e/ou adaptação ao sistema imunológico inato e adaptativo. Todos esses aspectos serão abordados neste capítulo para fornecer uma visão mais completa dessa doença.

Estima-se que a microbiota represente 90% das células do superorganismo humano, sendo os 10% restantes compostos por células humanas. A microbiota varia em composição, quantidade e diversidade, dependendo das características biofísicas de cada sítio do organismo.

A microbiota bucal representa um dos dois sítios humanos com maior quantidade e diversidade microbiana; o outro é a microbiota intestinal. As microbiotas bucal e intestinal mantêm-se em íntimo contato com fatores de defesa imunológica. A composição e a quantidade de microrganismos dessa microbiota resultam do equilíbrio dinâmico com os fatores imunológicos e trazem efeitos locais e sistêmicos para a saúde.

A cárie dentária é uma doença microbiana decorrente de um desequilíbrio da microbiota bucal em relação às funções imunológicas e/ou fisiológicas do hospedeiro, sendo frequentemente desencadeada por fatores ambientais, como uma dieta rica em sacarose. Nessa doença, microrganismos patogênicos (cariogênicos), presentes em pequena quantidade na microbiota de pessoas saudáveis, aumentam extraordinariamente em proporção e causam a desmineralização progressiva das estruturas dentais, seguida da destruição permanente dos tecidos dentários a partir de produtos do seu metabolismo fermentativo.

OBJETIVOS DE APRENDIZAGEM

- Entender a doença cárie
- Explicar os mecanismos de virulência de *S. mutans*
- Identificar estratégias para o controle da microbiota cariogênica

MICROBIOTA BUCAL E COLONIZAÇÃO POR MICRORGANISMOS CARIOGÊNICOS

LEMBRETE

As propriedades ecológicas da boca a tornam diferente de todas as outras superfícies do corpo. A grande variedade anatômica e fisiológica dos tecidos bucais propicia a formação de nichos com propriedades biofísicas distintas, os quais contribuem para que a boca abrigue uma diversa microbiota.

A microbiota humana começa a ser adquirida desde o nascimento, do ambiente e principalmente das pessoas com as quais a criança convive. As propriedades biofísicas de cada nicho do corpo e as interações com o sistema imunológico em maturação modulam a composição da microbiota, processo influenciado por hábitos individuais e fatores ambientais.

A colonização de cada nicho bucal por microrganismos é influenciada pelas características biofísicas locais específicas, como temperatura, pH, exposição ao oxigênio, disponibilidade de nutrientes e de água e exposição a fatores imunológicos, os quais incluem a saliva e outros componentes celulares e solúveis de defesa. Portanto, a microbiota bucal não é uniforme, e cada nicho bucal é colonizado por uma comunidade microbiana característica.

Os ecossistemas bucais podem sofrer **alterações transitórias ou permanentes** ao longo da vida do indivíduo. Exemplos dessas alterações são erupção dental na infância ou perda dos dentes, alterações no fluxo e composição salivar, uso de antibióticos ou de medicamentos que alteram os tecidos e/ou ação do sistema imunológico.

Os primeiros anos da infância constituem um período crítico para a determinação da microbiota humana, inclusive a bucal. Durante e/ou logo após o nascimento, ocorre contato com microrganismos da mucosa vaginal da mãe, saliva de pessoas próximas, leite materno, alimentos e fômites. Muitos microrganismos são transitórios por não encontrarem condições adequadas para colonizar a boca, enquanto outros a colonizam de forma estável, formando comunidades que vivem em equilíbrio com os fatores imunológicos do hospedeiro e se estabelecem como membros da microbiota ao longo dos anos.

LEMBRETE

O filme salivar formado sobre os dentes é denominado película adquirida (PA), e seus principais componentes incluem proteínas ricas em prolina, amilase, estaterina e mucinas. A PA também contém componentes de origem microbiana, incluindo enzimas bacterianas e polissacarídeos. Os principais patógenos da cárie, os EGM, não apresentam adesinas de alta afinidade à PA, e isso representa uma desvantagem competitiva para a colonização dentária em comparação com espécies de colonizadores primários.

Entre as espécies bacterianas mais frequentemente isoladas da boca nas primeiras horas de vida estão várias espécies dos gêneros *Streptococcus, Veillonella, Peptostreptococcus* e *Lactobacillus*. Entre os estreptococos, as espécies *S. mitis, S. oralis* e *S. salivarius* são consideradas as pioneiras.

Com a erupção dos dentes, que ocorre geralmente entre 5 e 9 meses de idade, novas espécies bacterianas são adquiridas. Entre elas, podemos citar *S. sanguinis, S. gordonii* e espécies de *Actinomyces*. Para a adesão inicial aos dentes, essas espécies, comumente referidas como **colonizadores primários dos dentes**, se ligam de forma específica e com alta afinidade por meio de moléculas de superfície bacteriana (adesinas) a componentes salivares adsorvidos à superfície dentária.

Os microrganismos pioneiros dos dentes disponibilizam novos receptores para a adesão de outras espécies microbianas mediada por adesinas. Além disso, produzem componentes de uma matriz extracelular e, por meio de atividades metabólicas e proliferação, alteram as condições biofísicas locais, fornecendo novas condições para a colonização por outros microrganismos. Assim, fica estabelecida uma comunidade aderida e organizada em uma matriz extracelular denominada biofilme dental, também chamada placa dental.

Microrganismos que sucedem os colonizadores primários incluem espécies dos gêneros *Actinomyces, Capnocytophaga, Eikenella, Haemophilus, Fusobacterium* e *Veillonella*. Os biofilmes dentários maduros passam a ser formados por uma complexa comunidade com diversas subpopulações e microambientes, definidos em grande parte pelas interações metabólicas entre espécies e gêneros microbianos.

Estima-se que os biofilmes dentários de adultos possam albergar cerca de 700 espécies bacterianas ou filotipos, além de fungos, como *C. albicans*. Destas, cerca de 100 a 200 espécies são comuns da microbiota de pessoas saudáveis, sendo que aproximadamente 50 a 60% das espécies detectadas na boca não são cultiváveis.

A maioria das espécies microbianas comuns nos nichos bucais de pessoas saudáveis é classicamente definida como **comensal**. Entre estas, predominam diversas espécies do gênero *Streptococcus*, as quais compõem 47 a 85% da microbiota bucal cultivável de adultos, sendo *S. mitis* a espécie mais comumente encontrada em todos os nichos da boca da maioria das pessoas. Esta microbiota contribui para a manutenção da saúde, funcionando como uma barreira biológica contra o estabelecimento de microrganismos patogênicos, como os microrganismos da cárie.

O consumo elevado de sacarose associado ao contato com a saliva de pessoas colonizadas por EGM pode adiantar a colonização por esses microrganismos, os quais podem ser detectados no dorso da língua antes da erupção dentária. As **mães** parecem ser as principais fontes de colonização inicial por EGM das crianças, assim como outros membros da família. Portanto, mães com altas concentrações salivares de EGM constituem um fator de risco importante para a colonização inicial dos seus filhos. Pode ainda haver transmissão horizontal de EGM entre crianças em creches.

Após 2,5 anos de idade, a chance de aquisição de *S. mutans* é drasticamente reduzida, sendo que crianças não infectadas durante a janela de infectividade mantêm-se livres de *S. mutans* pelo menos até os 5 anos. Embora não se saiba ao certo o que define o fechamento da janela de infectividade após os 2,5 anos, o estabelecimento de uma microbiota dentária comensal (por exemplo, rica em *S. sanguinis*) após completada a erupção dos dentes e a maturação do sistema imunológico podem significar barreiras importantes para a colonização tardia por EGM. Reforçando esse conceito, sabe-se que a transmissão de espécies bucais entre adultos, mesmo entre cônjuges que convivem por muito tempo, ou entre crianças de mais idade é um evento raro.

Em adultos, após 8 horas da profilaxia dentária, 60 a 80% dos microrganismos dos biofilmes dentários são bactérias do gênero *Streptococcus*. Embora ainda pouco estudada, a síntese de polissacarídeos extracelulares por colonizadores primários é provavelmente importante para a formação dos biofilmes. Os **polissacarídeos** são os principais componentes da matriz extracelular de biofilmes, a qual também inclui DNA, lipídeos e proteínas. A

ATENÇÃO

O estabelecimento das comunidades microbianas dos dentes se torna relativamente estável por volta dos 2,5 anos de idade, quando todos os dentes decíduos estão completamente irrompidos. Outra fase de flutuação dessa microbiota ocorre com a erupção dos dentes permanentes, mas esta aparentemente reflete a microbiota estabelecida nos dentes decíduos. Após essas fases, a microbiota bucal é mais estável, sendo formada por um grupo de espécies bacterianas ou filotipos comuns entre a maioria das pessoas, mantendo-se em equilíbrio com os fatores de defesa do hospedeiro.

LEMBRETE

Há diversas evidências de que o padrão de microrganismos dos biofilmes dentários se estabelece durante a infância, assim como a microbiota de outros nichos bucais. Por exemplo, a espécie pioneira dos biofilmes *S. sanguinis* é adquirida durante uma discreta "janela" por volta dos 9 meses, quando os primeiros dentes irrompem. Posteriormente, o período entre 19 e 31 meses é a fase de maior suscetibilidade à colonização por EGM, período definido como "janela da infectividade".

> **LEMBRETE**
>
> EGM podem compor a complexa comunidade dos biofilmes dentários, mas o desenvolvimento da cárie somente ocorrerá se as condições biofísicas locais resultantes de hábitos e características do hospedeiro favorecerem o aumento da proporção desses microrganismos no biofilme.

matriz dos biofilmes tem funções estruturais, fisiológicas e ecológicas importantes e permite a colonização por diversas espécies microbianas.

A espécie de EGM mais prevalente em humanos é *S. mutans*, seguida da *S. sobrinus*. *S. mutans* são capazes de utilizar a sacarose para sintetizar polissacarídeos insolúveis denominados glucanos, os quais compõem a matriz extracelular, promovendo aumento da biomassa dos biofilmes. Isso, associado a diversas características de virulência, descritas a seguir, faz de *S. mutans* o principal patógeno da cárie dentária.

Cerca de 60% dos microrganismos cultiváveis dos biofilmes dentários de crianças com cárie severa na infância consistem de EGM. Entretanto, análises de genética molecular dos biofilmes associados a lesões de cárie mostram diversidade microbiana com ocorrência comum de filotipos não cultiváveis. Os papéis de espécies não EGM na iniciação e/ou progressão da cárie precisam ser determinados. Por exemplo, observou-se que cepas de *S. mitis*, *S. gordonii* e *S. oralis* isoladas de biofilmes cariogênicos apresentam uma tolerância a ambientes ácidos atípica para essas espécies.

MECANISMOS DE VIRULÊNCIA DE EGM

> **ATENÇÃO**
>
> Há outras espécies não EGM que, embora sejam pouco capazes de iniciar a doença cárie, podem contribuir para a progressão da doença, por serem favorecidas pelas condições dos biofilmes cariogênicos. Estas incluem espécies bacterianas dos gêneros *Lactobacillus* e *Actinomyces* e espécies de fungos, como *C. albicans*.

Os EGM são os principais patógenos da cárie dentária porque apresentam um conjunto de fatores de virulência importantes para a iniciação da doença. Eles compreendem oito espécies detectadas em humanos e em diversos animais (*S. mutans*, *S. sobrinus*, *S. cricetus*, *S. downei*, *S. rattus*, *S. ferus*, *S. macacae* e *S. orisratti*). *S. mutans* e *S. sobrinus* são espécies exclusivas de humanos, sendo a primeira mais prevalente.

O papel principal de *S. mutans* e *S. sobrinus* como iniciadores da cárie se deve ao conjunto de fatores de virulência que tornam grande parte das cepas dessas espécies apta a colonizar os dentes e aumentar em proporção nos biofilmes, promovendo quedas frequentes e duradouras do pH local e consequentemente a desmineralização progressiva dos tecidos dentários. A maior parte dos estudos sobre mecanismos moleculares de virulência envolve a espécie *S. mutans*, primeira espécie bucal cujo genoma foi sequenciado. Por isso, esta é a principal espécie aqui abordada.

COLONIZAÇÃO DOS DENTES E FORMAÇÃO DE BIOFILME

A adesão de *S. mutans* às superfícies dentárias pode ser mediada por vias dependentes ou independentes de sacarose.

Na **ausência de sacarose**, a bactéria *S. mutans* pode se aderir a componentes da PA ou a receptores de superfície de colonizadores primários. Em ambos os casos, a adesina de superfície PAc (também denominada AgI/II, P1 ou proteína de superfície de 185 kDa) é uma das principais envolvidas. Entretanto, a interação de S. mutans via PAc com a PA contribui pouco para a capacidade de formação de biofilmes e a virulência de cepas dessa espécie.

Para produzir PECs de glicose, a espécie S. mutans secreta três enzimas, designadas glicosiltransferases B (GtfB), C (GtfC) e D (GtfD), as quais hidrolisam a sacarose da dieta em moléculas de frutose e de glicose e polimerizam as moléculas de glicose, formando os glucanos. Os glucanos sintetizados por uma Gtf distinguem-se dos demais pelo grau de solubilidade em água:

- GtfB catalisa a síntese de glucanos ricos em ligações glicosídicas do tipo α-1-3, que resultam em polímeros insolúveis em água;
- GtfD catalisa a formação de glucanos ricos em ligações glucosídicas α-1-6, e são portanto mais solúveis em água;
- GtfC sintetiza glucanos solúveis e insolúveis em água.

Os **PECs insolúveis** produzidos por S. mutans permitem a adesão e o acúmulo bacteriano nos biofilmes, mas têm diversas outras funções fisiológicas e biofísicas. Quando estabelecida, a matriz rica em glucano insolúvel aumenta a porosidade do biofilme e a difusão de ácidos em direção à superfície do esmalte, o que favorece a desmineralização dentária e o aumento da proporção de espécies acidúricas e acidogênicas. Outras características bioquímicas do biofilme são alteradas, como a redução das concentrações de cálcio, fosfato inorgânico e flúor na matriz. Assim, os PECs aumentam as propriedades cariogênicas dos biofilmes.

A importância das Gtfs B/C/D na virulência foi bem descrita em estudos genéticos, bioquímicos e em modelos de cárie experimental em animais. A capacidade de produção de glucanos é variável entre cepas da espécie S. mutans, e isso provavelmente influencia na virulência. Por exemplo, cepas com alta produção de glucanos insolúveis são mais frequentemente detectadas em crianças cárie-ativas do que em crianças livres de cárie, cujas cepas produzem menos PECs.

Para se ligar ao glucano, bactérias usam proteínas de superfície denominadas proteínas ligadoras de glucano (Gbp, do inglês *glucan-binding proteins*). Algumas Gbps são ligadas covalentemente à parede celular bacteriana, enquanto outras estão ligadas à superfície de S. mutans por ligações não covalentes. A importância das proteínas Gbps na virulência de S. mutans foi demonstrada em estudos in vitro e em modelos de cárie experimental em animais, mas a função biológica de cada Gbp ainda precisa ser elucidada.

Além dos glucanos, S. mutans secretam enzimas frutosiltransferases (Ftf) responsáveis pela síntese de polissacarídeos de frutose a partir da sacarose, os frutanos. Talvez a principal função dos PECs frutano e glucano solúvel seja a de reserva de açúcar para manutenção do metabolismo durante períodos de falta de nutrientes da dieta. Para isso, S. mutans quebram os PECs a partir da secreção de frutanases (hidrolisam frutanos) e dextranases (hidrolisam glucanos), transportando os monossacarídeos para o interior celular.

> **LEMBRETE**
>
> As vias dependentes de sacarose são cruciais para o estabelecimento de S. mutans nos biofilmes dentários e envolvem a hidrólise da sacarose acoplada à síntese de polissacarídeos extracelulares (PECs). Os PECs são os principais componentes da matriz extracelular dos biofilmes formados por diversos microrganismos. Entretanto, acredita-se que os PECs produzidos por S. mutans tenham características específicas que os tornam importantes em biofilmes cariogênicos.

CAPACIDADE DE PRODUÇÃO DE ÁCIDOS A PARTIR DE DIVERSAS VIAS DO METABOLISMO FERMENTATIVO

Como diversas espécies de estreptococos, S. mutans tem metabolismo anaeróbio e fermentativo, cujos produtos finais incluem ácidos (lático, fórmico, acético) e etanol. A capacidade de S. mutans de fermentar diversos tipos de açúcar, produzindo principalmente o ácido lático, demonstra uma das duas características de virulência, a **acidogenicidade**.

A velocidade na qual S. mutans produz ácidos em ambientes ácidos (com pH entre 7,0 e 5,0) é maior do que a de outros estreptococos comensais. Além disso, entre todas as espécies de estreptococos conhecidas, S. mutans é capaz de transportar para o interior celular uma grande variedade de açúcares. Embora o papel individual de cada açúcar na cariogenicidade de S. mutans tenha de ser desvendado, essas características sugerem que S. mutans apresenta diversos mecanismos para manter o seu metabolismo fermentativo, o que prolonga a desmineralização dos dentes e inibe microrganismos comensais cujo metabolismo não é ativo em ambientes ácidos (pH de até 4,4).

O metabolismo e o transporte de diversos tipos de açúcares para o citoplasma conferem a essa espécie uma grande **flexibilidade fisiológica** para sobreviver sob as condições de fartura e escassez de nutrientes características do meio bucal. Nas fases de excesso de açúcar na dieta, parte do açúcar transportado para o interior celular pode também ser convertido em polissacarídeos intracelulares (PIC), o que diminui o estresse osmótico e forma reservas intracelulares semelhantes às do glicogênio.

> **ATENÇÃO**
>
> Os PICs representam mais uma via de manutenção do metabolismo fermentativo nos períodos de falta de açúcar, o que contribui para a virulência. Cepas geneticamente modificadas que produzem maiores quantidades de PIC apresentam cariogenicidade significativamente maior do que a cepa natural em modelos de cárie experimental em ratos.

TOLERÂNCIA A AMBIENTES ÁCIDOS (ACIDURICIDADE)

Além da capacidade de metabolizar açúcares da dieta e de reservas intra e extracelulares, S. mutans tolera ambientes ácidos o bastante para inibir o crescimento de microrganismos não patogênicos, uma característica definida como **aciduricidade**.

Diversos mecanismos parecem promover a tolerância de S. mutans a ácidos. Essa espécie é capaz de bombear prótons H^+ do citoplasma, por meio de uma bomba presente na membrana citoplasmática F_1F_0-ATPase. A F_1F_0-ATPase de S. mutans é semelhante aos complexos enzimáticos ATPase presentes na membrana citoplasmática de bactérias que usam a via catabólica da respiração. Embora não realize a respiração aeróbia, S. mutans utiliza bomba F_1F_0-ATPase trabalhando no sentido inverso, isto é, bombeando prótons H^+ para o meio extracelular, em um processo que consome ATP. A F_1F_0-ATPase de S. mutans é capaz de manter o pH intracelular por volta de 7,5 em ambientes ácidos.

Essa espécie também usa outros sistemas que mantêm sua

aciduricidade. Um deles ocorre pela geração de compostos alcalinizantes intra e extracelulares a partir da descarboxilação de peptídeos e aminoácidos a partir de enzimas ureases produtoras de aminas e da arginina-deiminase (AgdS), as quais convertem agmatina (derivado carboxilado da arginina) em putrescina, amônia e CO_2.

CONTROLE NATURAL DA MICROBIOTA CARIOGÊNICA

A saliva e o fluido crevicular (exsudato do líquido intersticial/plasma presente no sulco gengival) são ricos em **anticorpos**, principais componentes solúveis do sistema imune adaptativo. EGM e outros microrganismos bucais não colonizam apenas as superfícies dentárias ou mucosas, mas também podem estar presentes no interior de células epiteliais e na lâmina própria das mucosas bucais, onde possivelmente são reconhecidos e estimulam as células do sistema imune.

Os **leucócitos** estão presentes na lâmina própria das mucosas (formando o tecido linfoide associado às mucosas e às glândulas salivares maiores e menores), no interior do epitélio oral, no fluido crevicular e na saliva.

É possível que cepas S. mutans sejam capazes de escapar de fatores inatos e adaptativos de defesa imunológica, e isso é evidenciado em estudos de cepas virulentas implicadas em doenças sistêmicas. Cepas que produzem menor quantidade de proteínas de virulência, como GbpC, PAc e GtfD, apresentam menor suscetibilidade à fagocitose por neutrófilos polimorfonucleares (PMN) em sangue humano por mecanismos ainda não completamente compreendidos. Além disso, sabe-se que S. mutans possui sistemas reguladores de virulência que modulam a sua suscetibilidade à fagocitose por PMN.

Além de fagócitos, as células *natural killer* **(NK)** parecem participar das respostas contra bactérias bucais, uma vez que a presença de NKs ativadas no sangue periférico de pacientes foi correlacionada com altos índices de cárie. Enquanto o papel de interações entre microrganismos bucais e células de defesa ainda precisa ser mais bem investigado, novos estudos abordam o efeito de diversos componentes solúveis de defesa inata (peptídeos e outros componentes antimicrobianos) e adaptativa (anticorpos) contra microrganismos bucais, incluindo patógenos da cárie.

O estabelecimento da doença cárie em crianças induz uma **resposta imunológica sistêmica**, refletida por altos níveis de anticorpos séricos IgG contra S. mutans e de proteína de fase aguda (AGP-glicoproteína ácida α1) no sangue.

S. mutans e outras espécies dos biofilmes podem atingir a corrente sanguínea durante a escovação dentária ou procedimentos odontológicos, provocando bacteremias transitórias. Acredita-se que S. mutans apresente fatores de escape ao sistema imune por sobreviver longos períodos na corrente sanguínea, podendo promover

LEMBRETE

O sistema imune possivelmente modula diferenças individuais na suscetibilidade à colonização e à infecção por patógenos como S. mutans. A saliva e o fluido crevicular contêm uma infinidade de moléculas solúveis de defesa que compõem o sistema imune inato, as quais participam da primeira linha de defesa dos tecidos bucais. Porém, o papel desses componentes no controle de patógenos específicos, como EGM, precisa ser mais estudado.

ATENÇÃO

Além de o sistema imune influenciar na suscetibilidade individual à cárie, respostas imunológicas séricas a microrganismos de biofilmes cariogênicos podem trazer consequências à saúde geral.

problemas sistêmicos como endocardite infecciosa e aterosclerose. Isso ocorre, em parte, porque S. mutans produz adesinas que se ligam a componentes da matriz extracelular de tecido lesionado, como laminina, colágeno, fibronectina e elastina, e induz agregação plaquetária associada à formação de vegetações semelhantes a biofilmes sobre esses tecidos.

Os **componentes antimicrobianos da saliva** incluem as α- e β-defensinas e a catelicidina LL-37, as quais parecem atuar contra bactérias bucais, incluindo S. mutans. As β-defensinas são produzidas por PMN e têm ação antimicrobiana, além de participar da ativação das células apresentadoras de antígenos (CAA). Essas defensinas salivares parecem influenciar na patogênese da cárie, uma vez que a saliva de crianças livres de cárie apresenta níveis significativamente maiores de α-defensina comparada à saliva de crianças cárie-ativas. As β-defensinas, por sua vez, não parecem influenciar na suscetibilidade à cárie, embora sejam produzidas por células epiteliais, inclusive da gengiva e das glândulas salivares. Isso talvez ocorra, em parte, pela baixa atividade dessas defensinas sobre microrganismos Gram-positivos, como EGM.

O peptídeo LL-37 é produzido por PMN e por células das glândulas salivares e da mucosa bucal. Ele se liga às membranas formando poros e promove a lise bacteriana. A despeito das grandes variações nas concentrações salivares de LL-37 entre as pessoas, não se detectou correlação entre níveis salivares desse peptídeo e níveis de colonização por S. mutans ou índices de cárie. No entanto, cepas de S. mutans isoladas de crianças com cárie apresentam maior resistência a α- e β-defensinas e LL-37 quando comparadas a cepas isoladas de crianças livres de cárie, sugerindo a habilidade de algumas cepas S. mutans de resistir a esses peptídeos. Essa característica pode estar associada com a capacidade de colonizar os dentes e causar a cárie. Há evidências de que esses três grupos de peptídeos de defesa possuam um efeito antimicrobiano sinérgico contra S. mutans.

ESTRATÉGIAS PARA CONTROLE DA MICROBIOTA CARIOGÊNICA

Como descrito neste capítulo, os biofilmes cariogênicos apresentam maior proporção de EGM associados ou não a outros microrganismos capazes de produzir e/ou tolerar quedas constantes do pH e outras condições extremas tipicamente associadas a esses biofilmes. Infelizmente, os programas de controle dos níveis de infecção por microrganismos cariogênicos ainda estão restritos à remoção mecânica dos biofilmes dentários pelos pacientes e cirurgiões-dentistas e à orientação para restrição do consumo de sacarose. A utilização de **agentes antimicrobianos** associados a fluoretos representa uma medida valiosa para o controle da cárie quando hábitos ideais de higiene e dieta ainda não tenham sido alcançados. Entretanto, buscam-se novos meios de intervenção na ecologia dos biofilmes dentários que sejam menos suscetíveis à influência de fatores socioeconômicos e culturais.

LEMBRETE

O controle de dieta e os hábitos de higiene bucal são fortemente afetados por características socioculturais e comportamentais de difícil manejo.

Apesar da ação do flúor na microbiota bucal, sabe-se que ação principal de fluoretos no controle da cárie é terapêutica, isto é, promove o favorecimento da remineralização da estrutura dental. Apesar da grande importância dos fluoretos na redução da prevalência mundial da cárie, uma porcentagem da população exposta ao flúor ainda apresenta alta prevalência dessa doença, fenômeno definido como polarização.

Bactérias em biofilmes são ainda muito resistentes a substâncias antimicrobianas, o que limita a duração das terapias com antimicrobianos. Isso explica o efeito transitório de terapias com clorexidina para controle da microbiota cariogênica. Contudo, existem situações em que é necessário suprimir rapidamente os níveis bucais de EGM, para controlar a desmineralização dentária até que os hábitos de higiene bucal e/ou alto consumo de sacarose sejam controlados.

Um exemplo disso é o controle dos níveis de infecção bucal por EGM com antimicrobianos em mães cárie-ativas, durante a janela de infectividade dos filhos, para prevenção da transmissão de EGM. Outra situação é aquela em que os pacientes apresentam quadros agudos de cárie, com rápido desenvolvimento de lesões de cárie, cuja atividade precisa ser imediatamente controlada. Nesses casos, faz-se a restauração provisória das lesões presentes e se institui um **tratamento de choque** para redução dos níveis bucais de EGM, até que as causas do desequilíbrio sejam controladas.

O **tratamento de choque** pode incluir terapia com antimicrobianos, a qual dever ser aplicada por períodos limitados. A clorexidina é o antimicrobiano mais eficaz para o controle de EGM. Sua principal vantagem é a ação prolongada após a aplicação (substantividade), o que se deve à sua adsorção às superfícies das mucosas e dos dentes. Além disso, a clorexidina tem efeito predominante sobre EGM, embora a eficácia desse antimicrobiano seja dependente da sua forma de aplicação (gel, solução para bochecho ou verniz). Por exemplo, a clorexidina em soluções para bochecho a 0,12% ou 0,2% não é efetiva no controle da cárie, mas aplicações diárias de 5 minutos de gel de clorexidina a 1% durante um período de 2 semanas, ou escovação com gel duas vezes ao dia durante 14 dias, após instrução profissional, promovem ótimos resultados.

> **LEMBRETE**
>
> Experimentos em animais demonstraram que o tratamento com antibióticos pode controlar a transmissão de EGM para indivíduos não infectados, prevenindo o desenvolvimento de cárie sob exposição à sacarose. Não se pode, entretanto, aplicar antibióticos para o controle da infecção por EGM, pois isso promoveria um desequilíbrio na microbiota comensal, necessária para a manutenção da saúde.

> **ATENÇÃO**
>
> Protocolos intensivos intensificam os efeitos colaterais da clorexidina, os quais incluem alterações do paladar, sensibilidade das mucosas e coloração dos dentes. Novas estratégias menos agressivas e eficazes para controle da microbiota cariogênica estão sendo estudadas, incluindo a utilização de probióticos.

O USO DE PROBIÓTICOS E PEPTÍDEOS ANTIMICROBIANOS NO CONTROLE DA MICROBIOTA CARIOGÊNICA

A introdução de microrganismos antagonistas a patógenos para a prevenção de doenças infecciosas é chamada **terapia de substituição**. O uso de cepas de *S. mutans* com virulência atenuada e competitividade aumentada foi proposto há mais de 20 anos para a prevenção de cárie dentária, mas faltam evidências clínicas para sustentar a efetividade dessa estratégia. A despeito disso, diversas pesquisas mais recentes têm identificado microrganismos comuns da microbiota de humanos, os quais poderiam ser introduzidos como potenciais agentes para restabelecimento da ecologia dos biofilmes dentários associados à cárie.

Esses **microrganismos vivos (probióticos)** podem ser incluídos em uma ampla gama de produtos, incluindo alimentos, medicamentos e suplementos dietéticos. Espécies bacterianas de *Lactobacillus* e *Bifidobacterium* são as mais comumente usadas como probióticos, além do fungo *S. cerevisiae*, amplamente utilizado na fermentação de pães e outros produtos. Espécies de *Escherichia* e *Bacillus* também têm sido testadas. Estudos *in vitro* indicam que diversos probióticos inibem de forma significativa o crescimento de EGM, mesmo na presença de sacarose.

O consumo de sorvete probiótico (com *B. lactis* e *L. acidophilus*) reduz os níveis bucais de bactérias cariogênicas em crianças pré-escolares. O uso de cepas de *L. rhamnosus* no leite também reduz a incidência de cárie em crianças de 3 a 4 anos. O efeito do consumo de probióticos na infância pode ser potencializado pela associação com supressão prévia da microbiota cariogênica com clorexidina. Assim, diversos estudos têm gerado evidências clínicas e científicas promissoras para a utilização de probióticos como auxiliar no restabelecimento de uma microbiota compatível com a saúde e o controle da cárie.

Além dos probióticos, uma nova classe de antimicrobiano, os **peptídeos antimicrobianos (PAMs)**, tem potencial aplicação em terapias antimicrobianas, devido ao amplo espectro de ação e à baixa frequência na seleção de cepas resistentes.

Os PAMs são polipeptídeos com 30 a 100 aminoácidos que compõem o sistema imune inato de plantas, anfíbios, peixes e humanos. Eles possuem regiões hidrofílicas e hidrofóbicas, o que favorece interações com as paredes celulares e as membranas dos microrganismos para a penetração celular.

Estudos indicam que os PAMs são capazes de lesar microrganismos em biofilmes *in vitro* (inclusive *S. mutans*) e de promover o estabelecimento de uma microbiota não patogênica estável. Futuros estudos são necessários para que os PAMs possam ser aplicados de forma efetiva no controle da microbiota cariogênica e/ou no restabelecimento de uma microbiota compatível com a saúde bucal.

7

Microbiologia da doença periodontal

MARCIA PINTO ALVES MAYER
ELLEN SAYURI ANDO SUGUIMOTO
SILVIA REGINA LOUREIRO TEIXEIRA

O periodonto é um complexo tecidual composto por gengiva, ligamento periodontal, cemento e tecido ósseo, o qual tem a função de proteger e manter o dente. As doenças periodontais afetam os tecidos de suporte do dente e podem ser classificadas em dois grandes grupos: gengivites e periodontites.

As **gengivites** são doenças inflamatórias em resposta ao biofilme dental que podem ser modificadas por fatores sistêmicos e medicamentos ou podem não ser associadas ao biofilme dental, mas decorrer de infecções específicas por bactérias, vírus ou fungos, predisposição genética, doenças sistêmicas, trauma e reação a corpos estranhos.

A gengivite é caracterizada por inflamação da gengiva marginal e sangramento à sondagem, mas não ocorre destruição do ligamento periodontal ou de tecido ósseo, podendo haver aprofundamento do sulco gengival em virtude do edema.

As **periodontites** compreendem a destruição dos tecidos de suporte do dente, do ligamento periodontal e do osso alveolar por ação direta ou em resposta à microbiota do biofilme. Assim, na periodontite, além dos sinais clássicos de inflamação observados na gengivite, há perda de inserção periodontal e reabsorção do osso alveolar, podendo haver formação da bolsa periodontal. Ocorre no indivíduo sistemicamente saudável, e sua velocidade de progressão é maior quando associada a doenças sistêmicas, como distúrbios hematológicos e distúrbios genéticos como síndrome de Down, neutropenia, síndrome de Papillon-Lefèvre e diabetes.

A periodontite é caracterizada por inflamação, acompanhada de destruição do ligamento periodontal e do osso alveolar, podendo haver retração gengival e aprofundamento do sulco gengival, com formação da bolsa periodontal.

As periodontites são classificadas em crônica e agressiva.

OBJETIVOS DE APRENDIZAGEM

- Classificar as doenças periodontais
- Conhecer os microrganismos associados às doenças periodontais
- Explicar os fatores de virulência das bactérias periodontopatogênicas
- Conhecer a microbiologia da peri-implantite

ATENÇÃO

A gengivite associada ao biofilme dental tem como características edema, sangramento, redução do tônus gengival e aumento de exsudato gengival. A doença é reversível; com a remoção do fator causal (biofilme dental e fatores que favoreçam o seu acúmulo), os tecidos periodontais voltam às condições de normalidade.

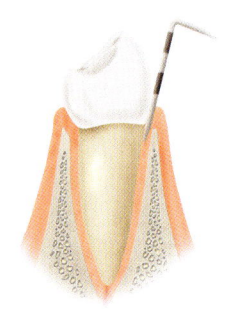

A **periodontite crônica** apresenta progressão lenta e geralmente é associada a grande acúmulo de biofilme dental e cálculo. Alguns fatores podem acelerar a progressão da doença, como doenças sistêmicas, fatores locais predisponentes (p. ex. cavidades de cárie ou restaurações mal-adaptadas) e fatores ambientais (p. ex. estresse e tabaco). Seu início pode ser bastante precoce, ainda na adolescência, mas geralmente a doença é diagnosticada na fase adulta.

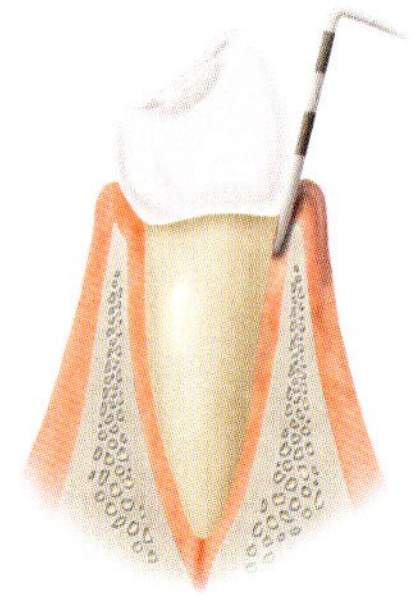

A **periodontite agressiva** é caracterizada por grande perda de inserção periodontal em curto período, sendo que o progresso da reabsorção óssea é três a quatro vezes mais rápido do que na periodontite crônica. Além disso, ao contrário do que ocorre na periodontite crônica, a intensidade da destruição na periodontite agressiva não é necessariamente associada a uma grande quantidade de biofilme dental.

A periodontite severa, que leva à perda dos dentes, acomete cerca de 5 a 15% da população adulta. Entre jovens, a doença agressiva afeta cerca de 1 a 2%. As doenças periodontais representam um problema de saúde pública, não somente por levar à perda dos dentes, mas porque os pacientes com periodontite apresentam maior risco de desenvolver algumas doenças sistêmicas, incluindo doenças cardiovasculares, infecções respiratórias, gravidez com risco de parto de bebê prematuro e de baixo peso, artrite e diabetes (Fig. 7.1).

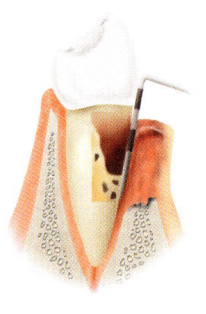

Figura 7.1 – Representação esquemática do periodonto normal e de quadros de gengivite e periodontite. O uso da sonda periodontal permite a determinação da profundidade do sulco e a ocorrência de sangramento à sondagem.

ETIOPATOLOGIA DA DOENÇA PERIODONTAL

Em capítulos anteriores, foi discutida a microbiota residente da cavidade bucal. Geralmente o hospedeiro e a microbiota coexistem em uma relação estável e harmoniosa, e ambas as partes se beneficiam com essa simbiose. No entanto, se a homeostase for quebrada, microrganismos encontrados inicialmente em baixas proporções podem aumentar de número, ou microrganismos exógenos podem ser capazes de colonizar, levando ao aparecimento de doenças.

As doenças periodontais são doenças inflamatórias que ocorrem em resposta aos microrganismos presentes no biofilme. Assim, diferenças na composição da microbiota dos sítios supra e subgengivais resultam em diferenças na resposta do hospedeiro.

Os **sítios subgengivais** associados com a saúde são colonizados por um baixo número de microrganismos, com domínio de bactérias Gram-positivas, sacarolíticas e anaeróbias facultativas, principalmente representadas por espécies de *Actinomyces* e *Streptococcus*. Essa condição depende do controle mecânico da microbiota, isto é, da higiene oral. Em sítios onde o controle mecânico do biofilme não é eficiente, ocorre aumento do acúmulo de biofilme, que é acompanhado de alteração da composição microbiana, caracterizada por aumento do nível e da proporção de bactérias Gram-negativas, principalmente as anaeróbias estritas, muitas das quais proteolíticas.

O acúmulo excessivo de biofilme é seguido de alterações no ambiente local que abalam ainda mais o equilíbrio da microbiota.

Os microrganismos pioneiros no biofilme consomem oxigênio, favorecendo o desenvolvimento de espécies anaeróbias estritas. Em resposta ao acúmulo de placa, o hospedeiro monta uma resposta inflamatória que leva ao aumento do fluxo de fluido gengival. Esse fluido crevicular não somente traz consigo mecanismos de defesa para a região subgengival, mas também provê nutrientes, como glicoproteínas e hemoglobina, que favorecem os organismos proteolíticos. Por exemplo, microrganismos como *P. intermedia* e *P. gingivalis* são favorecidos pela presença de hemina no ambiente subgengival.

Todos os indivíduos desenvolvem gengivite associada ao acúmulo de biofilme. No entanto, a transição da gengivite para a periodontite não pode ser explicada apenas por alterações locais que resultem em alterações na composição microbiana. Fatores do hospedeiro envolvendo resposta alterada aos microrganismos do biofilme ou deficiências nos sistemas de defesa seguramente influenciam o estabelecimento da periodontite.

Alterações ambientais nos sítios subgengivais induzem a alterações na microbiota, e vice-versa. Por exemplo, a maior oferta de proteínas provenientes do maior volume de fluido gengival durante a inflamação leva à seleção de bactérias proteolíticas. O catabolismo de proteínas envolve a desaminação de aminoácidos e a produção de amônia a partir da ureia, que eleva o pH, favorecendo o desenvolvimento de patógenos periodontais como *P. gingivalis*, cujo pH ótimo de crescimento é alcalino. *P. gingivalis*, por sua vez, é um potente indutor da inflamação, o que gera mais fluido gengival e resulta em maior oferta de nutrientes.

> **LEMBRETE**
>
> Estresse, fumo, diabetes e polimorfismo de alguns genes associados à defesa do hospedeiro são fatores associados ao maior risco de desenvolvimento da periodontite.

ECOSSISTEMA DA BOLSA PERIODONTAL

Mais de 500 espécies bacterianas foram identificadas no ecossistema periodontal, sendo a maioria comensal; apenas uma pequena parte é representada por patógenos oportunistas. Grande parte dessa microbiota é formada por bactérias ainda não cultiváveis em meios de cultura em laboratório, dificultando os estudos sobre a sua fisiologia e virulência.

Bactérias **anaeróbias estritas e proteolíticas** encontram nas bolsas periodontais profundas um ambiente propício para colonização, onde a disponibilidade de oxigênio é baixa, e a grande produção de fluido gengival provê os nutrientes necessários. Com o fluxo constante de fluido gengival de dentro para fora do sulco, a saliva não tem acesso ao ambiente subgengival, e assim a microbiota subgengival depende dos nutrientes endógenos encontrados no fluido ou de compostos produzidos por outros microrganismos ali presentes.

No ambiente subgengival, rico em glicoproteínas, predominam espécies proteolíticas e que fermentam os resíduos de açúcar. Além disso, produtos de metabolismo de outras bactérias presentes no biofilme também propiciam o crescimento dos patógenos oportunistas, como menadiona e hemina, que são fatores essenciais para o desenvolvimento de *P. gingivalis* e *P. intermedia* e podem ser fornecidos pelo metabolismo de *Veillonella* e *Campylobacter*, respectivamente.

A microbiota subgengival é formada por complexos ou consórcios bacterianos que se instalam sequencialmente no biofilme subgengival (Fig. 7.2).

Complexo azul
Actinomyces spp.

Complexo violeta
V. parvula
A. odontolyticus

Complexo amarelo
S. mitis
S. oralis
S. sanguinis
S. gordonii
S. intermedius

Complexo laranja
S. constellatus
C. rectus
C. showae
C. gracilis
P. intermedia
P. nigrescens
P. micra
F. nucleatum
F. periodonticum

Complexo vermelho
P. gingivalis
T. forsythia
T. denticola

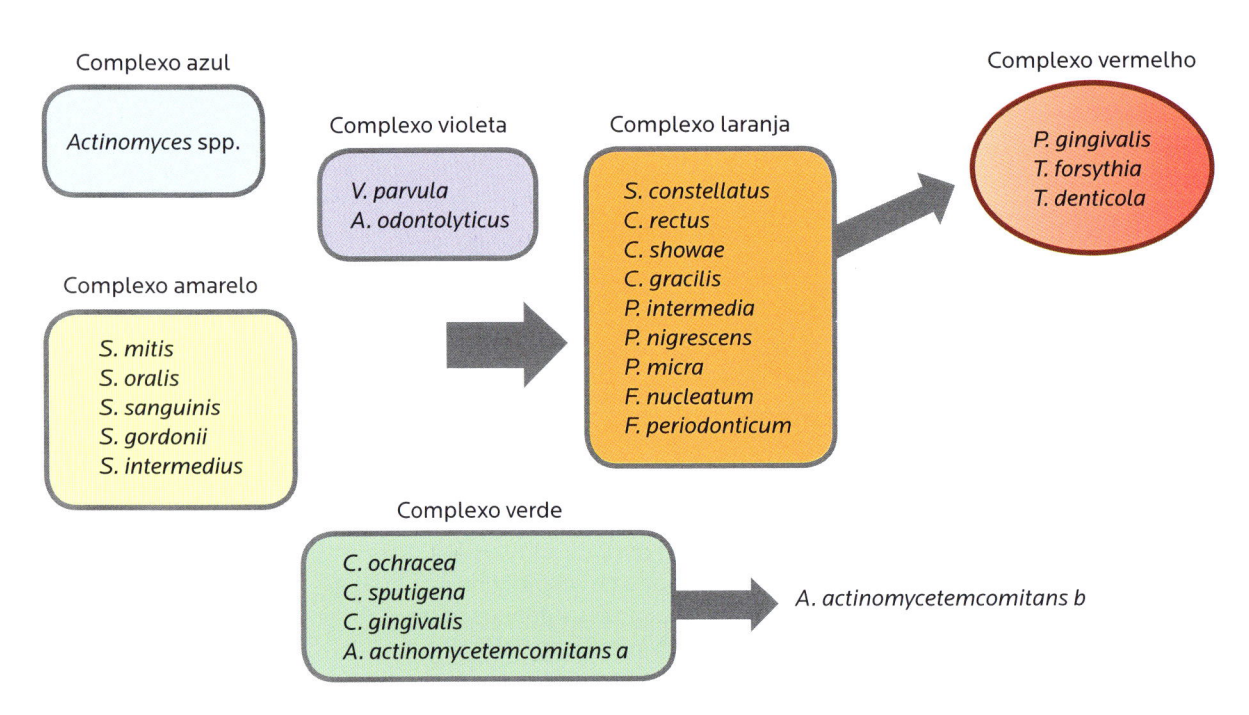

Complexo verde
C. ochracea
C. sputigena
C. gingivalis
A. actinomycetemcomitans a

A. actinomycetemcomitans b

Figura 7.2 – Representação esquemática dos complexos microbianos do biofilme subgengival.

Os **colonizadores iniciais** são representados pelos complexos azul, violeta, verde e amarelo. Esses complexos fornecem condições para a implantação de bactérias do complexo laranja, que então criam um microambiente favorável para a implementação do complexo vermelho, formado pelos patógenos periodontais associados à periodontite crônica: *T. forsythia, P. gingivalis* e *T. denticola*. Assim, *T. denticola* pode representar menos de 1% da microbiota de sítios periodontais saudáveis, mas, após a sucessão microbiana favorável a esse organismo, seus níveis na bolsa periodontal podem atingir valores maiores que 40% da microbiota total.

A resposta do hospedeiro à infecção bacteriana tem um importante papel na etiopatologia da doença periodontal. Os patógenos periodontais e seus produtos são detectados pelos sistemas de reconhecimento de patógenos expostos na membrana das células do epitélio interno do sulco gengival, denominados receptores *toll-like,* ou no seu interior, denominados receptores NOD. A seguir, são ativadas diferentes vias de sinalização que induzem a produção de citocinas pró-inflamatórias.

Essa resposta resulta na quimiotaxia e na ativação de neutrófilos, e posteriormente, com a contínua presença dos agentes bacterianos, macrófagos e linfócito tornam-se as células dominantes no infiltrado inflamatório. Essas células produzem grandes quantidades de citocinas pró-inflamatórias, radicais oxigênio-reativos (ROS) e outros componentes, como anticorpos, que visam controlar a infecção.

Como as células bacterianas estão instaladas em biofilmes aderidos ao dente ou ao epitélio interno do sulco, os tecidos periodontais sofrem constantes estímulos dos agentes agressores. Contudo, a resposta do hospedeiro geralmente não é eficiente para eliminar a infecção, que se torna contínua. Citocinas, metaloproteases e fatores relacionados à reabsorção óssea alveolar, associados a toxinas e outros produtos bacterianos, induzem a destruição tecidual.

PRINCIPAIS PATÓGENOS ENVOLVIDOS NA DOENÇA PERIODONTAL

A periodontite não é associada a uma ou poucas espécies, mas é decorrente de um **biofilme estruturado**, que dê condições para o desenvolvimento dos organismos com maior potencial patogênico.

Atualmente, os principais organismos reconhecidos como patógenos na **periodontite crônica** são os organismos classificados no complexo vermelho de Socransky: *P. gingivalis*, *T. denticola* e *T. forsythia*. *P. gingivalis* e *T. forsythia* são membros do filo *Bacteroidetes*, família *Porphyromonadaceae*. São bacilos Gram-negativos, anaeróbios estritos, imóveis, intensamente proteolíticos. Requerem fatores do sangue, como hemina e menadiona, para o seu crescimento. Enquanto *P. gingivalis* é um cocobacilo e forma colônias marrons ou negras em ágar sangue, *T. forsythia* é um bacilo com extremidades afiladas e forma colônias claras em ágar sangue.

T. denticola é um dos organismos dominantes no biofilme subgengival associados à periodontite crônica. Pertence ao filo *Spirochaeta*, família *Spirochaetaceae*. É um organismo espiralado, móvel por flagelos internos, anaeróbio estrito e proteolítico. A sua motilidade é direcionada por agentes quimiotáticos como soro, albumina e glicose. Os treponemas são similares a bactérias Gram-negativas por possuírem parede celular formada por membrana interna e externa. No entanto, a maioria das espécies de treponema não apresenta LPS, mas lipoproteínas e fosfolipídeos. Poucos treponemas são cultiváveis em laboratório, entre eles *T. denticola*, o mais prevalente na cavidade bucal. *T. denticola* é um organismo de crescimento lento e bastante fastidioso, isto é, requer vários fatores para o seu crescimento.

Espécies como *Eubacterium nodatum*, *S. intermedius*, *P. intermedia*, *F. nucleatum*, *P. micra* e *C. rectus* também foram associados moderadamente com a doença. Estudos recentes analisando bactérias ainda não cultiváveis têm mostrado associação entre alguns desses organismos e a doença, mas seus resultados ainda não são conclusivos.

A **periodontite agressiva** é associada principalmente ao patógeno periodontal *A. actinomycetemcomitans*, sorotipo b, mas as espécies do complexo vermelho da periodontite crônica também são encontradas em maior número nas bolsas periodontais de pacientes com periodontite agressiva.

A. actinomycetemcomitans é uma gamaproteobactéria pertencente à família *Pasteurellaceae*. Diferindo dos demais patógenos periodontais, *A. actinomycetemcomitans* é um bacilo Gram-negativo, anaeróbio

LEMBRETE

A. actinomycetemcomitans tem sido descrito como parte da microbiota bucal normal dos humanos; porém, está fortemente associado à periodontite agressiva, principalmente na forma localizada, podendo também estar presente em casos de periodontite agressiva generalizada e em alguns casos de periodontite crônica.

SAIBA MAIS

Estudos realizados nos Estados Unidos demonstram que a periodontite agressiva em jovens ocorre em 20,5 de cada 1.000 crianças afro-americanas, 10 a cada 1.000 crianças hispânicas e 1,4 a cada 1.000 crianças de outras etnias. *A. actinomycetemcomitans* é detectado em 97% dos casos de periodontite agressiva, frequência seis vezes maior do que nos tecidos gengivais de indivíduos saudáveis.[1]

ATENÇÃO

A periodontite agressiva é denominada localizada quando é restrita principalmente aos incisivos e primeiros molares, diferindo da forma generalizada, que acomete vários dentes. Nos estágios iniciais da doença, principalmente na forma localizada, observam-se pouca inflamação, inexpressiva quantidade de biofilme e ausência de cálculo. Já na forma generalizada há mais placa e intensa inflamação gengival.

facultativo, capnofílico (requer CO_2 para seu desenvolvimento) e de crescimento lento. Embora seja capaz de utilizar carboidratos como glicose, não consegue competir efetivamente por essa fonte com os demais organismos do biofilme.

A. actinomycetemcomitans utiliza preferencialmente lactato à glicose. Este subproduto do metabolismo da glicose é produzido no biofilme por outras bactérias, como *Streptococcus*, o que permite que *A. actinomycetemcomitans* seja competitivo em um ambiente rico em organismos fermentadores de glicose.

A espécie é formada por seis sorotipos, e o sorotipo b é mais comumente associado à periodontite agressiva do que os demais. Uma linhagem do sorotipo *b* denominada JP2-*like* é associada à periodontite agressiva em indivíduos da raça negra. Essa linhagem parece ter sido originada na África e tem maior potencial de virulência, particularmente por sua intensa produção de leucotoxina, como será apresentado no item relativo a fatores de virulência.

Deve ser enfatizado que, embora alguns organismos sejam reconhecidos como patógenos periodontais, a periodontite não é atribuída a um único agente, mas é resultado da atividade da comunidade microbiana. Essa observação fica mais evidente por dados que demonstraram que o potencial patogênico aumenta com a interação entre microrganismos. Por exemplo, o grupo *Streptococcus mitis*, que inclui *S. gordonii*, *S. oralis* e *S. sanguinis*, é geralmente associado às condições de saúde. No entanto, a associação desses organismos com patógenos como *P. gingivalis* ou *A. actinomycetemcomitans* é mais patogênica em modelos experimentais em animais do que os patógenos isoladamente.

FATORES DE VIRULÊNCIA DAS BACTÉRIAS PERIODONTOPATOGÊNICAS

Um patógeno periodontal deve ser capaz de colonizar os sítios periodontais, induzir a destruição periodontal com mecanismos diretos ou indiretos e resistir às defesas do hospedeiro. Essas propriedades são denominadas fatores de virulência.

Os fatores de virulência podem ser classificados como **fatores de colonização**, **fatores de agressão direta ou indireta** aos tecidos do hospedeiro e **fatores de evasão das defesas do hospedeiro**.

FATORES DE COLONIZAÇÃO

A) Adesão aos tecidos e/ou agregação aos demais microrganismos

Essas propriedades possibilitam a presença dos microrganismos no ambiente subgengival, que apresenta fluxo constante decorrente da produção de fluido gengival. As superfícies do dente e do epitélio interno do sulco gengival/bolsa periodontal apresentam grande número de microrganismos aderidos, aos quais outros microrganismos se agregam, formando o biofilme subgengival. A distribuição dos microrganismos dos diferentes complexos microbianos na bolsa periodontal é apresentada na Figura 7.3.

P. gingivalis, T. forsythia e *T. denticola* podem fazer parte do biofilme dental principalmente pela sua capacidade de agregação a outros microrganismos, como *Streptococcus* e *F. nucleatum*. Além disso, têm mecanismos de adesão às células do epitélio interno do sulco gengival/bolsa periodontal.

P. gingivalis apresenta duas fímbrias distintas. A fímbria principal, FimA, é responsável pela adesão às células epiteliais e aos componentes da matriz extracelular; além disso, possibilita a agregação ao *F. nucleatum* e a componentes da saliva e do soro. A fímbria Mfal permite a agregação com *Streptococcus* do grupo *mitis*. Algumas amostras de *P. gingivalis* não apresentam a fímbria FimA, mas têm outras estratégias, como cápsulas e vesículas, que permitem a sua adesão às células epiteliais.

A. actinomycetemcomitans apresenta fímbrias que possibilitam a adesão à superfície do dente e também a agregação com membros desta e de outras espécies. Essa espécie dispõe de adesinas não fimbriais que permitem a sua adesão a células epiteliais e a proteínas da matriz extracelular, como colágeno.

É interessante notar que *P. gingivalis* e *A. actinomycetemcomitans* também apresentam capacidade de adesão a células endoteliais, o que pode contribuir para a associação entre doenças periodontais e doenças cardiovasculares.

B) Internalização em células não fagocíticas

P. gingivalis, T. forsythia e *A. actinomycetemcomitans* podem ser detectados no citoplasma de células epiteliais e fibroblastos, que constituem um nicho apropriado para escapar das defesas do hospedeiro.

No ambiente intracelular, as bactérias ativam vias de sinalização e induzem alterações no fenótipo das células hospedeiras. Por exemplo, *P. gingivalis* internalizada induz a um fenótipo antiapoptótico, o que prolonga a sua permanência no interior das células. Por sua vez, *A. actinomycetemcomitans* induz a formação de prolongamentos de actina e tubulina, sendo capaz de invadir as células vizinhas sem sair do ambiente intracelular.

Embora não tenha sido demonstrada a internalização de *T. denticola*, essa espécie é capaz de invadir o tecido conjuntivo, sobrevivendo na intimidade dos tecidos periodontais. A capacidade de internalização e invasão parece ser um importante fator que leva à manutenção dos patógenos nos tecidos periodontais, mesmo após o tratamento mecânico periodontal.

LEMBRETE

É interessante notar que os patógenos periodontais localizam-se, principalmente, próximos ao epitélio interno da bolsa periodontal, o que lhes permite levar seus produtos tóxicos e interagir diretamente com os tecidos periodontais.

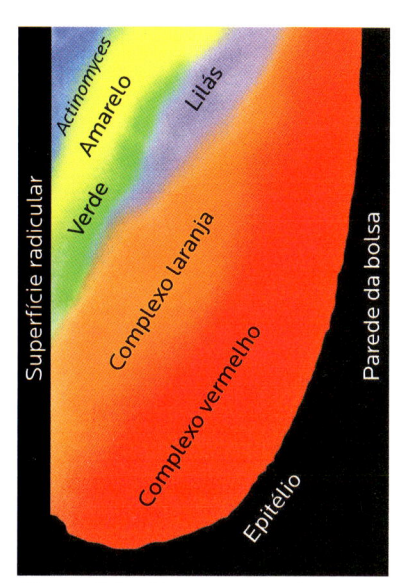

Figura 7.3 – Esquema didático da localização dos diferentes complexos microbianos no biofilme subgengival.
Fonte: Socransky e Haffajee.[2]

AGRESSÃO DIRETA OU INDIRETA AOS TECIDOS DO HOSPEDEIRO

A) Produção de enzimas histolíticas

As proteases são enzimas secretadas principalmente por *P. gingivalis* e *T. denticola* que servem para prover nutrientes às bactérias, como pequenos peptídeos e aminoácidos. São importantes fatores de virulência, pois degradam proteínas estruturais, como colágeno, ou relacionadas à defesa, como proteínas do sistema complemento e anticorpos.

P. gingivalis tem mais de 40 tipos de proteases, entre elas as cisteíno-proteases denominadas gingipaínas. A importância das gingipaínas pode ser evidenciada por estudos mostrando que anticorpos antigingipaína foram capazes de evitar a destruição do osso alveolar em animais experimentais. A dentilisina de *T. denticola* é parte de um complexo denominado proteases semelhantes à quimiotripsina, que é envolvido na destruição tecidual, na ativação de leucócitos e na clivagem de fatores do complemento.

B) Endotoxina

LEMBRETE

O LPS, ou endotoxina, não é somente liberado com a morte da bactéria, mas também pode ser encontrado em vesículas produzidas por *P. gingivalis* e *A. actinomycetemcomitans*.

Entre outros componentes bacterianos, os LPSs constituintes das membranas externas da parede celular de bactérias Gram-negativas são reconhecidos pelos sistemas de reconhecimento de microrganismos do hospedeiro, podendo levar à liberação de mediadores inflamatórios, à atração de neutrófilos e macrófagos e à produção de metaloproteínas e produtos oxigênio-reativos, resultando em destruição tecidual.

FATORES DE EVASÃO DAS DEFESAS DO HOSPEDEIRO

A internalização em células não fagocíticas e a ação de proteases sobre anticorpos e proteínas do complemento, já discutidas anteriormente, são importantes fatores que permitem que os patógenos periodontais escapem das defesas do hospedeiro. A presença de cápsula de polissacarídeo é outra importante estratégia, pois mascara as proteínas e os LPSs da superfície da bactéria, dificultando o reconhecimento do agente microbiano pelo hospedeiro.

SAIBA MAIS

Estudos em animais mostraram que a CDT está associada com a manutenção da infecção crônica, mas os seus mecanismos ainda não foram totalmente elucidados.[3]

A. actinomycetemcomitans produz fatores que podem levar à evasão da resposta imune local. Essa espécie produz uma leucotoxina que leva à formação de poros e à lise osmótica de leucócitos polimorfonucleares neutrófilos e macrófagos. A leucotoxina é produzida em altas quantidades pela linhagem altamente virulenta JP2-*like*, associada à periodontite agressiva em pacientes de descendência africana.

A. actinomycetemcomitans é o único organismo da cavidade bucal que produz a toxina distensora citoletal (CDT). Essa toxina tem atividade de DNAse e fosfatase e é produzida por vários patógenos Gram-negativos associados à mucosa. Causa a parada do ciclo celular na fase G1/G2 da mitose e induz a apoptose de células epiteliais e linfócitos.

A CDT estimula a produção de RANKL por fibroblastos, um fator envolvido na ativação de osteoclastos e na consequente reabsorção óssea. Além disso, os dados sugerem que a CDT altera a atividade fagocítica de macrófagos.

MICROBIOLOGIA DA PERI-IMPLANTITE

Os implantes osseointegrados são comumente utilizados na prática odontológica, mas às vezes alguns deles são perdidos. Vários fatores estão relacionados com o insucesso dos implantes dentários, entre eles a condição sistêmica do paciente, o tabagismo, implantes inadequados, falhas durante a execução da cirurgia e a infecção bacteriana, sendo este último um dos mais significativos.

A peri-implantite é uma doença inflamatória que acomete os tecidos que circundam o implante. Seus sinais variam desde uma inflamação restrita à mucosa peri-implantar (mucosite) até sangramento à sondagem, supuração, perda clínica de inserção e perda óssea observada radiograficamente.

O epitélio e a interface entre o tecido e a superfície do implante diferem da unidade dentogengival. Na presença do implante, as fibras são predominantemente longitudinais, e não perpendiculares, como no dente. Além disso, há menor vascularização e maior quantidade de fibroblastos no implante.

Quando a perda de osso é devida à infecção, ocorre supuração, aumento da profundidade e sangramento à sondagem, maiores índices gengivais e de placa, dor na mastigação e presença de tecido de granulação em torno do implante. Os microrganismos mais comumente relacionados com a falha de um implante são *P. intermedia, P. gingivalis, A. actinomycetemcomitans, T. forsythia, T. denticola, P. nigrescens, P. micra* e *F. nucleatum*. A peri-implantite é mais comum em pacientes parcialmente edentados com doença periodontal ativa.

Pacientes com doença periodontal grave passada, que se tornaram totalmente edêntulos e recebem um implante, não apresentam *A. actinomycetemcomitans* ou *P. gingivalis*. Diminuição dos níveis de espiroquetas, *S. mutans* e *S. sanguinis* são também observadas, confirmando que o biofilme dental é o reservatório dos microrganismos que infectam os implantes.

LEMBRETE

Um ponto deve ser enfatizado quando nos referimos à peri-implantite: o implante deve estar funcional, ou seja, já com a prótese, assim podem ser descartadas outras inflamações que levam à não integração ou à perda da osseointegração no período em que o implante não suporta forças transmitidas pela prótese. Essas perdas geralmente ocorrem por falha na técnica cirúrgica ou densidade óssea trabecular insuficiente.

ATENÇÃO

É muito importante salientar que, quando o mecanismo inicial envolvido na perda óssea é atribuído a um simples excesso de forças mecânicas, os microrganismos detectados no sulco peri-implantar não correspondem aos de um paciente com dentes que apresenta a doença periodontal ativa. Nesse caso, a microbiota não difere dos implantes com sucesso, e a perda óssea ocorre sem sinais de supuração ou de inflamação notáveis.

8

Aspectos microbiológicos das infecções endodônticas

BRENDA P.F.A. GOMES
FRANCISCO MONTAGNER
FREDERICO CANATO MARTINHO

OBJETIVOS DE APRENDIZAGEM

- Conhecer os colonizadores associados às infecções endodônticas
- Identificar a infecção intrarradicular primária
- Identificar a infecção intrarradicular secundária ou persistente
- Identificar a infecção extrarradicular

A **polpa dental** é um tecido conjuntivo ricamente vascularizado e altamente inervado, envolto em paredes rígidas. Mantém comunicação com o periodonto e com o restante do corpo por meio de forame, deltas apicais e canais acessórios.[1]

O tecido pulpar sadio não contém microrganismos. No caso da infecção, os microrganismos presentes na cavidade bucal podem chegar à polpa por diferentes vias de acesso, sendo a lesão cariosa a mais comum. Os microrganismos multiplicam-se nos túbulos dentinários, no sistema dos canais radiculares e nos tecidos apicais, caso esses ambientes proporcionem condições ideais de crescimento.[1]

Geralmente a polpa é capaz de se recuperar dos ataques bacterianos sucessivos e continuar com suas funções vitais. Entretanto, se houver aumento no número e na virulência dos microrganismos e diminuição da resistência do hospedeiro, a lesão pulpar será mais grave. Quanto maior for a duração desse estímulo adverso, maior será o efeito deletério para o tecido pulpar, que pode variar de uma inflamação transitória (pulpite reversível) até uma pulpite irreversível, progredindo para a necrose total.

O processo de **necrose pulpar** pode ocorrer de forma assintomática, sem a percepção do paciente ou do cirurgião-dentista. Uma vez que a polpa se torna não vital, as defesas pulpares passam a não atingir o interior do sistema de canais radiculares, e a polpa necrótica torna-se habitada por microrganismos.

Se a infecção não for tratada, a doença pulpar vai avançar em direção à região apical, estabelecendo um quadro inflamatório. Inicialmente, apenas o ligamento periodontal será envolvido, seguido da reabsorção de cemento e dentina e culminando com a perda de osso alveolar. É uma **reação em cascata** que se inicia com a cárie dentária, progride para a inflamação pulpar e é seguida de necrose pulpar e doença apical. Esta última, dependendo da gravidade, principalmente em casos de abscessos periapicais agudos, pode gerar manifestações sistêmicas como aumento da temperatura, mal-estar e leucocitose.

Avanços na microbiologia têm permitido identificar e estudar as comunidades microbianas, os fatores de virulência e sua patogenicidade. A associação de métodos de cultura microbiana com métodos moleculares tem permitido detectar um maior número de espécies nas amostras clínicas.

A maioria dos microrganismos é comensal. Em condição de saúde, um amplo número de espécies é compartilhado pelos indivíduos, formando um núcleo de espécies que constitui a microbiota da cavidade bucal quando há ausência de patologia. A presença ou ausência de nutrientes específicos, como carboidratos e proteínas, parece influenciar a composição da microbiota bucal em sítios específicos. Esse conjunto complexo de microrganismos pode contribuir para o desenvolvimento de numerosas condições patológicas, como a cárie dentária e as doenças periodontais, endodônticas e dos tecidos apicais, quando as condições ambientais e imunológicas são favoráveis.

LEMBRETE

Fatores extrínsecos como alimentação, cuidados em relação à higiene oral e administração de fármacos podem modular a constituição da microbiota da cavidade bucal.

ETIOPATOLOGIA DAS ALTERAÇÕES PULPARES E APICAIS

As principais **vias de acesso** dos microrganismos até a cavidade pulpar são a cárie dentária, os túbulos dentinários e os demais tecidos conjuntivos. Como o tecido pulpar é circundado por paredes inextensíveis de dentina, ele não apresenta uma circulação colateral eficiente. Dessa forma, diante de uma agressão, o tecido pulpar torna-se inicialmente inflamado de forma reversível. Com a persistência da inflamação, ocorre uma acentuada pressão tecidual e o colapso das vênulas e de vasos linfáticos do tecido pulpar, tornando o quadro irreversível. Uma vez não tratado, esse quadro evolui para uma necrose de liquefação.

Infecção endodôntica

Infecção endodôntica é essencialmente a infecção do sistema de canais radiculares e constitui o principal agente etiológico de periodontite apical.

O canal radicular que contém uma polpa necrótica é facilmente infectável, pois a defesa do hospedeiro não atua em seu interior de forma efetiva. Assim, as bactérias ficam protegidas da resposta do hospedeiro.

Estruturalmente, a população microbiana encontra-se suspensa no lúmen do canal radicular (forma plactônica), com uma variedade imensa de tipos morfológicos, como cocos, bacilos e formas filamentosas, além de densos agregados bacterianos aderidos às paredes do canal radicular (forma séssil). As bactérias podem ser encontradas também penetrando os túbulos dentinários ou colonizando canais laterais, secundários e acessórios (Fig. 8.1).

LEMBRETE

O tempo necessário entre a ocorrência da exposição do tecido pulpar e a infecção de todo o sistema de canais radiculares não foi determinado; entretanto, sabe-se que é um processo lento que ocorre de forma incremental.

As imagens C e D foram gentilmente cedidas pela Profa. Dra. Fabiana Soares Grecca – Endodontia FO/UFRGS.

Figura 8.1 – Distribuição dos microrganismos no sistema de canais radiculares. (A) Os microrganismos podem estar suspensos na luz do canal radicular (forma planctônica) (B) ou aderidos às paredes do canal radicular (C), penetrando nos túbulos dentinários (D) (forma séssil). Os pontos verdes nas imagens C e D indicam células bacterianas viáveis, enquanto os pontos vermelhos indicam células bacterianas não viáveis.

LEMBRETE

A presença de tecido necrótico nos canais radiculares, o estabelecimento da infecção e os fatores de agressão associados às espécies microbianas aumentam o risco potencial da ocorrência de uma infecção que pode atingir os tecidos periapicais.

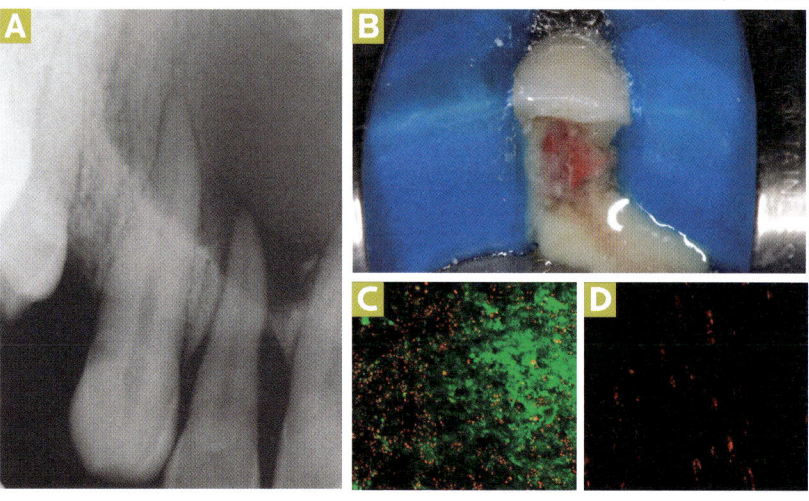

As **interações** entre os microrganismos são fundamentais para a sua sobrevivência no interior do sistema de canais radiculares. Considerando conceitos contemporâneos, pode-se dizer que as complexas comunidades microbianas presentes no sistema de canais radiculares apresentam uma coleção de microrganismos que não pode ser erradicada apenas pelas defesas do hospedeiro ou por agentes quimioterápicos de utilização sistêmica.

As infecções endodônticas podem ser agudas ou crônicas, dependendo da presença ou ausência de sintomatologia dolorosa, respectivamente. A intensidade dos sinais e sintomas parece estar relacionada às características da composição das comunidades microbianas.

A **infecção endodôntica aguda** é geralmente causada por um grupo de microrganismos altamente patogênicos, em grande número, em estado planctônico. A capacidade de invasão tecidual dos microrganismos nesse tipo de infecção está associada também à supressão das defesas do organismo hospedeiro. A extensão da infecção, presente inicialmente no interior do sistema de canais radiculares, resulta na formação de abscessos apicais agudos.

Durante o processo inflamatório agudo, a dilatação arteriolar provoca um aumento do fluxo sanguíneo no sítio da lesão. Esse processo ocasiona uma permeabilidade vascular aumentada e permite a passagem de um fluido rico em proteínas para o meio extracelular, contendo também neutrófilos. A hidrólise ácida é a responsável pela morte dos microrganismos.

Os leucócitos polimorfonucleares que exibem lesões celulares ou estão inativos liberam o seu conteúdo ácido no ambiente extracelular. Ocorre assim uma ampla gama de reações imunológicas que podem favorecer a desorganização e a desestruturação da arquitetura tecidual. Forma-se um líquido amarelo esverdeado constituído por exsudato, leucócitos, restos celulares, microrganismos e restos teciduais, chamado pus. A lesão aguda pode então se intensificar e se disseminar através do tecido ósseo, difundindo-se para o exterior pela formação de um trajeto fistuloso, ou pode tornar-se crônica.

Infecções endodônticas crônicas são assintomáticas e estão associadas a uma comunidade microbiana com baixa virulência presente no interior dos canais radiculares e que está em íntimo contato com os tecidos do hospedeiro, representando uma fonte de agressão constante aos tecidos apicais. A persistência da infecção está relacionada à organização da comunidade microbiana em biofilmes e em locais inacessíveis ao sistema de defesas do organismo, em virtude de sua posição anatômica.

Observa-se na região adjacente ao ápice o estabelecimento de um processo inflamatório de longa duração caracterizado pela presença de um tecido granulomatoso contendo linfócitos, plasmócitos e macrófagos. Mediadores inflamatórios podem induzir a proliferação de células epiteliais, que formam faixas ou ilhas no interior do tecido conjuntivo e frequentemente estão associadas à formação dos cistos apicais.

As **lesões apicais crônicas** podem persistir após a realização de um tratamento endodôntico e constituem situações clínicas complexas. Em algumas situações, a superfície externa do ápice radicular em dentes com polpa necrosada e com lesões visíveis radiograficamente apresenta áreas de reabsorção dentinária e cementária que podem reter microrganismos e ser colonizadas por eles, constituindo os biofilmes extrarradiculares.

Sabe-se que alguns microrganismos são capazes de formar grânulos que podem ser encontrados no interior do tecido de granulação e que favorecem a manutenção da reação inflamatória nos tecidos apicais, mesmo após a realização do controle da infecção no interior do sistema de canais radiculares. Entretanto, não foi elucidado ainda se, após a instalação da infecção extrarradicular, os microrganismos presentes nessa região constituem uma infecção extrarradicular autossustentável ou se são dependentes da presença de uma infecção intrarradicular.

INFECÇÕES ENDODÔNTICAS E COMUNIDADES MICROBIANAS ASSOCIADAS

O sistema de canais radiculares dispõe de condições nutricionais e de requerimentos gasosos específicos que restringem o número de espécies microbianas presentes na cavidade bucal capazes de colonizá-lo. Os patógenos endodônticos organizam-se em comunidades complexas, dependentes de fenômenos interativos para o estabelecimento de condições favoráveis à sua permanência nesse ambiente.

Sob o ponto de vista microbiológico, as infecções endodônticas podem ser caracterizadas conforme as situações clínicas às quais estão associadas. De acordo com o momento do seu estabelecimento, elas podem ser divididas em **primárias** (infecção inicial), **persistentes** (infecção que permaneceu mesmo após os procedimentos de controle da infecção) ou **secundárias** (infecção composta por microrganismos que penetraram no canal radicular durante ou após o tratamento endodôntico).

Dependendo de sua localização, as infecções podem ser classificadas em **intra** ou **extrarradiculares** (tais como abscessos apicais agudos, biofilmes extrarradiculares, actinomicoses apicais).

INFECÇÃO INTRARRADICULAR PRIMÁRIA

LEMBRETE

A infecção intrarradicular primária é polimicrobiana, constituída predominantemente por microrganismos anaeróbios estritos, Gram-positivos e Gram-negativos.

As infecções intrarradiculares primárias são causadas por microrganismos que inicialmente invadem e colonizam o tecido pulpar necrótico. Foram identificadas 391 bactérias, 4 fungos e 1 espécie pertencentes ao domínio *Archaea* em infecções primárias mediante método de cultura e métodos moleculares. Microrganismos ainda não cultivados ou ainda não caracterizados compreenderam 136 espécies.

Aproximadamente 50% dos microrganismos que participam dessas infecções não foram ainda cultivados. As seguintes espécies são frequentemente encontradas em canais radiculares que apresentam infecção primária:

- bacilos anaeróbios produtores de pigmento negro (*P. intermedia, P. nigrescens, Prevotella tannerae, P. gingivalis* e *P. endodontalis*);
- fastidiosos *F. necrophorum, F. nucleatum, T. forsythia, F. alocis*;
- Gram-positivos *Actinomyces* spp., *G. morbillorum, P. acnes, Propionibacterium propionicum* e *P. micra*;
- espiroquetas do gênero *Treponemas* spp.

ATENÇÃO

Observa-se maior diversidade na composição das comunidades microbianas em casos em que há sintomatologia dolorosa espontânea. Os perfis das comunidades microbianas nesse grupo de infecções revelam-se heterogêneos, sendo bastante particulares.

A presença ou a ausência de sintomatologia dolorosa espontânea está associada às características específicas da composição microbiana, tanto qualitativa quanto quantitativamente. Nota-se um predomínio de células viáveis de microrganismos anaeróbios estritos e Gram-negativos de alta virulência nos casos em que há sintomatologia dolorosa espontânea. Um número maior de células viáveis de microrganismos anaeróbios facultativos Gram-positivos parece estar presente em casos em que não há sintomatologia dolorosa espontânea.

Dessa forma, embora algumas espécies sejam frequentemente identificadas em infecções endodônticas primárias, os microrganismos parecem estar distribuídos de forma aleatória, não constituindo núcleo único de espécies. Sugere-se então que diferentes comunidades microbianas podem constituir a base etiológica das patologias endodônticas.

INFECÇÃO INTRARRADICULAR SECUNDÁRIA/PERSISTENTE

A infecção endodôntica secundária é causada por microrganismos que não estavam presentes na infecção endodôntica primária, mas invadiram o interior do canal radicular em algum momento após o tratamento endodôntico. A infecção persistente é causada por microrganismos que participavam da infecção endodôntica primária ou secundária e que, de alguma maneira, resistiram aos procedimentos antimicrobianos intracanais e sobreviveram aos períodos escassos de nutrientes em canais tratados.

Estudos envolvendo cultura microbiana demonstram que a microbiota da infecção secundária/persistente é composta por uma ou duas espécies, com predominância de bactérias Gram-positivas e facultativas, sendo *E. faecalis* a mais prevalente.[1-4]

O número baixo de espécies microbianas isoladas de casos de retratamento está provavelmente relacionado à qualidade do tratamento endodôntico inicial. Dentes com tratamentos endodônticos de má qualidade, isto é, com obturações muito aquém do ápice ou com falhas, apresentam uma microbiota similar àquela encontrada nos dentes não tratados, os quais contêm um maior número de espécies bacterianas.

Bactérias anaeróbias facultativas, como *E. faecalis*, são menos suscetíveis à terapia endodôntica do que as anaeróbias estritas, justificando sua permanência em maior número nos canais radiculares e túbulos dentinários. Tais microrganismos podem permanecer em fase latente, com baixa atividade metabólica, sendo ativados por mudanças das condições ambientais, como presença de infiltração coronária.

Com o advento de técnicas moleculares, bactérias anaeróbias estritas como *Dialister, Eubacterium, Fusobacterium, Gemella, Mogibacterium, Peptostreptococcus, Prevotella, Propionibacterium, Selenomonas, Synergistes, Solobacterium* e *Treponema* também foram detectadas nos canais radiculares de dentes com insucesso do tratamento endodôntico. Porém, esses métodos confirmam a maior frequência de *E. faecalis* nesses dentes, espécie presente em até 90% dos casos estudados.

Dentes com insucesso da terapia endodôntica apresentam nove vezes maior chance da presença de *E. faecalis* quando comparados aos casos de infecção primária. Isso sugere que a espécie pode ser inibida por outros membros presentes no consórcio bacteriano misto comumente encontrado nas infecções primárias ou que eles estão presentes em menor número de células, não sendo detectados pelo método da cultura. O fato de esse microrganismo ser encontrado com tanta frequência nesses canais fez com que inúmeros autores o considerassem o principal patógeno envolvido no insucesso da terapia endodôntica.

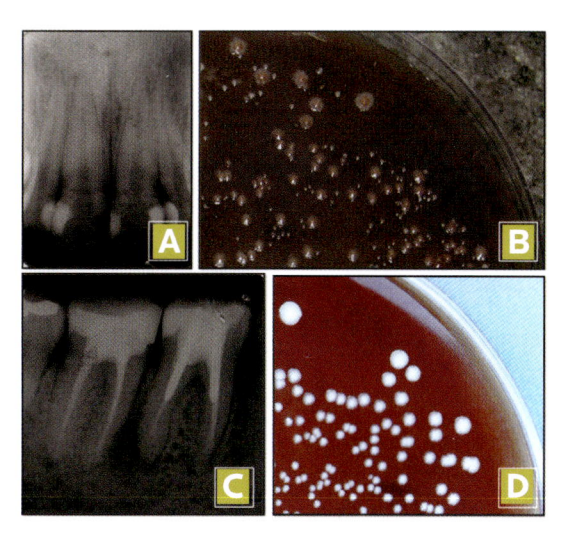

LEMBRETE

O número limitado de microrganismos viáveis encontrados nos dentes tratados endodonticamente deve-se a fatores de seleção que determinam a presença de bactérias capazes de resistir aos procedimentos antimicrobianos e aos medicamentos utilizados na terapia endodôntica e sobreviver em um meio escasso de nutrientes, em que as relações entre bactérias são mínimas.

SAIBA MAIS

Vários estudos que empregam métodos moleculares de diagnóstico têm apontado a presença de diferentes microrganismos em casos de infecções intrarradiculares associadas ao insucesso do tratamento endodôntico.[1-5] Entretanto, a maioria dos autores concorda que o número da carga bacteriana e sua diversidade são maiores no grupo da infecção primária (Fig. 8.2).

Figura 8.2 – Características microbiológicas das infecções endodônticas, de acordo com a situação clínica. Em casos de infecções intrarradiculares primárias (A), observa-se uma infecção polimicrobiana, em que uma diversidade de espécies bastante significativa é isolada dos canais radiculares (B). Em casos de infecções intrarradiculares secundárias/persistentes (C), observa-se um número restrito de espécies microbianas capazes de serem cultivadas (D).

INFECÇÃO EXTRARRADICULAR

ABSCESSOS APICAIS AGUDOS

Infecções extrarradiculares
São geralmente originadas a partir de uma infecção intrarradicular primária ou secundária/persistente, incluindo os abscessos apicais e os biofilmes.

Os abscessos apicais agudos são a **forma mais comum** das infecções extrarradiculares. As bactérias que colonizam o canal radicular estão protegidas, mas aquelas que invadem os tecidos apicais estão sob influência constante dos mecanismos de defesa do organismo.

As comunidades microbianas presentes em abscessos apicais agudos são complexas, com predomínio de microrganismos (aproximadamente 90% dos isolados) bacilos anaeróbios Gram-negativos e cocos anaeróbios Gram-positivos. A presença concomitante de anaeróbios facultativos favorece o desenvolvimento de quadros clínicos de abscessos agudos graves, pois os facultativos utilizam o oxigênio, preparando o ecossistema para a instalação dos anaeróbios estritos.

LEMBRETE

Observa-se que comunidades altamente virulentas estão presentes em infecções extrarradiculares agudas e são originadas das interações entre os microrganismos. A frequência de algumas espécies bacterianas também pode ser influenciada pela localização geográfica e por fatores intrapopulacionais. As comunidades microbianas nesse grupo de infecções parecem ser únicas para cada indivíduo.

As espécies de microrganismos encontrados em abscessos apicais agudos são os anaeróbios *Prevotella* spp., *Porphyromonas* spp., *P. micra*, *F. nucleatum*, *F. necrophorum*, *T. forsythia*, *Dialister pneumosintes* e facultativos pertencentes ao gênero *Streptococcus*. Microrganismos com elevada capacidade de invasão e agressão tecidual, como as espiroquetas do grupo *Treponema*, são frequentemente associados a abscessos apicais agudos. Embora a participação de vírus como patógenos em abscessos apicais agudos precise ser elucidada, já foram detectados os vírus varicela-zóster, Epstein-Barr, papilomavírus humano e herpes-vírus.

As diferenças nos perfis composicionais parecem interferir no comportamento dos microrganismos quando em comunidade. Observam-se diferentes níveis de suscetibilidade dos microrganismos aos antibióticos, mesmo quando são obtidos de amostras de canal radicular e abscesso apical agudo associados a um mesmo dente, de um mesmo paciente.

BIOFILMES APICAIS

Doença apical
Processo infeccioso com danos microbianos diretos e indiretos para as células dos tecidos e vasos sanguíneos, associado com a liberação de substâncias inflamatórias.

Os microrganismos podem estar organizados em biofilmes, recobrindo a superfície externa do ápice radicular tanto de dentes com polpas necrosadas e com lesões periapicais como de dentes com insucesso no tratamento endodôntico. Os biofilmes se desenvolvem a partir do interior do sistema de canais radiculares e atingem a região extrarradicular via forame apical. Eles são compostos por diferentes tipos morfológicos de microrganismos aderidos ao cemento que circunda o ápice.

Com o uso de métodos moleculares de diagnóstico, ápices radiculares de dentes com insucesso no tratamento endodôntico apresentam poli-infecção organizada em biofilmes persistentes, caracterizando uma infecção crônica e persistente que pode ser a fonte de agressão para os tecidos apicais.

Foram encontradas pequenas estruturas granulares de consistência sólida denominadas grânulos sulfurosos. Esses grânulos apresentavam em sua superfície células microbianas em íntimo contato e unidas por uma matriz. Cortes avaliados por microscopia eletrônica de transmissão sugeriram a presença de microrganismos Gram-positivos e Gram-negativos e de uma matriz que os unia. Os microrganismos isolados desses grânulos por meio de cultura pertenciam principalmente aos gêneros *Actinomyces* e *Propionibacterium*.[6]

FATORES DE VIRULÊNCIA BACTERIANA

Por apresentarem constituição polimicrobiana, as infecções endodônticas contêm bactérias Gram-positivas e Gram-negativas que apresentam fatores de virulência capazes de iniciar e manter um processo inflamatório apical.

As células bacterianas, após a realização da técnica de coloração de Gram, expressam diferentes características que estão associadas à composição química, à estrutura e à permeabilidade da parede celular, bem como à fisiologia, ao metabolismo e à patogenicidade. A coloração de Gram foi introduzida pelo médico holandês Christian Gram. É o método de coloração mais utilizado, pois permite a divisão das bactérias em dois grupos: Gram-positivas e Gram-negativas.

Os microrganismos presentes nas infecções endodônticas apresentam diferentes fatores de virulência, os quais são constituídos de componentes bacterianos estruturais e produtos secretados pelos microrganismos. Os fatores de virulência são os seguintes:

- Fatores de adesão – cápsula, fímbria/fibrila, vesícula;
- Fatores de evasão – cápsula, hidrólise de imunoglobulinas, mimetização;
- Fatores de invasão – flagelo, enzimas (colagenase, hialuronidase, coagulase, neuroaminidase, lecitinase, gelatinase, DNAase), aminas (cadaverina e putrecina, indol, escatol, H2S), ácidos, amônia, ácidos graxos (butirato, propionato e ácido aracdônico);
- Fatores toxígenos – exotoxinas (proteica, imunogênica, neutralizante, toxoide, ação específica e termolábil) e endotoxinas (lipopolissacarídica, pouco imunogênica, ação inespecífica e termoestábil).

Dentre os componentes estruturais das bactérias, podemos citar principalmente LPSs (presentes somente em bactérias Gram-negativas), peptidoglicanos, LTAs, fímbrias, proteínas e vesículas de membrana externa, lipoproteínas, flagelos, DNA bacteriano e exopolissacarídeos (Tabs. 8.1 e 8.2).

LEMBRETE

A mera presença de microrganismos em um tecido não implica o desenvolvimento da doença, que dependerá da interação de fatores como o número de células, a virulência das cepas, a duração da agressão e a resistência do hospedeiro.

TABELA 8.1 – Fatores de virulência das bactérias Gram-negativas e Gram-positivas

Componente estrutural	Bactéria Gram-negativa	Bactéria Gram-positiva	Efeito
Lipopolissacarídeo (LPS)	+	-	Pró-inflamatório
Peptidoglicano	+	+	Pró-inflamatório
Ácido lipoteicoico (LTA)	-	+	Pró-inflamatório
Fímbria	+	-	Aderência
Cápsulas	+	+	Proteção
Vesículas extracelulares	+	-	Produtos de secreção
Exotoxinas	+	+	Diversos
Proteínas extracelulares	+	+	Diversos
Ácidos graxos de cadeia curta	+	+	Pró-inflamatório
Ânions superóxidos	+	+	Pró-inflamatório

TABELA 8.2 – Principais componentes bacterianos e as citocinas/quimiocinas produzidas em resposta a eles

Componentes bacterianos estruturais	Citocinas/quimiocinas pró-inflamatórias*	Fonte bacteriana
Lipopolissacarídeo (LPS)	IL-1beta, TNF-alfa, IL-6, IL-8 ou CXCL-8	Maioria das espécies Gram-negativas
Peptidoglicano	IL-1beta, TNF-alfa, IL-6, GM-CSF, G-CSF	Espécies Gram-positivas e Gram-negativas
Ácido lipoteicoico (LTA)	IL-1beta, TNF-alfa, CXCL-8, CXCL-10, CCL-2	Espécies Gram-positivas
Proteínas externas de membrana	IL-1, IL-4, IL-6, CXCL-8, TNF-alfa, GM-GSF, IFN-gama	Espécies Gram-negativas
Lipoproteínas	IL-1 beta, IL-6, IL-12, TNF-alfa	Espécies Gram-negativas
Fímbrias	Il-1 alfa, IL-1 beta, IL-6, CXCL-8 e TNF-alfa	Principalmente espécies Gram-negativas
		Alguns Streptococcus e Aggregatibacter
Exopolissacarídeos	IL-1 beta, IL-6, CXCL-8, TNF-alfa	Maioria das espécies
DNA bacteriano	IL-1 beta, TNF-alfa, IL-6, IL-1ra, IL-18, MCP-1, IFN-gama	Todas as espécies
Flagelos		Espécies de Treponema, C. rectus Espécies de Selenomonas, Eubacterium Bacillus spp., Clostridium spp.
Vesículas da membrana externa		Espécies Gram-negativas

*Citocinas/quimiocinas pró-inflamatórias produzidas por monócitos/macrófagos estimulados com os respectivos componentes bacterianos listados na tabela.

Produtos bacterianos podem agir nos tecidos do hospedeiro de duas maneiras básicas:

- **efeito tóxico tecidual direto**, por meio de enzimas (p. ex., hialuronidase, colagenases) e produtos finais metabólicos (p. ex., ácidos graxos de cadeia curta, compostos sulfurados, amônia, indol, poliaminas);

- **toxicidade indireta**, estimulando os sistemas de defesas inflamatórios por meio da liberação de componentes presentes nas células bacterianas, tais como LPS, peptidoglicano e LTA.

A virulência microbiana refere-se ao grau de patogenicidade ou à capacidade do microrganismo de causar doença. Os patógenos são comumente diferenciados dos não patógenos por sua capacidade de expressar características intrínsecas denominadas fatores de virulência. Por sua vez, a virulência é considerada multifatorial, sendo a suscetibilidade do hospedeiro um fator crítico.

No sistema de canais radiculares, variações dos fatores físico-químicos podem potencialmente influenciar na patogenicidade das bactérias. Esses fatores incluem a disponibilidade de nutrientes exógenos e endógenos, a tensão de oxigênio, o nível do pH, a disponibilidade de superfícies para adesão e suas características (p. ex., presença de células, resíduos de medicação e de materiais obturadores, entre outras).

As bactérias Gram-negativas possuem diferentes fatores de virulência, geram produtos e subprodutos tóxicos aos tecidos apicais e contêm endotoxinas. Essas moléculas estão presentes na superfície da membrana externa da parede celular e são liberadas somente durante a divisão e a lise celular, ou ainda quando a célula é quimicamente tratada para remover o LPS, que é seu principal componente estrutural.

As **endotoxinas** são estáveis ao calor e constituídas principalmente por polissacarídeos (açúcares polimerizados) e lipídeos (complexos contendo ácidos graxos), além de proteínas. Em razão de sua estrutura química, foram denominadas lipopolissacarídeo (LPS), ressaltando seus principais componentes.

Todas as bactérias Gram-negativas, e somente esses microrganismos, apresentam endotoxinas. Muitas propriedades tóxicas dessas moléculas são causadas pela parte lipídica (lípide A), enquanto a porção polissacáride é responsável pela especificidade imunológica.

O LPS divide-se em três partes:

- lípide A (hidrofóbico);
- centro (*core*) polissacarídeo, consistído de vários açúcares;
- antígeno O (hidrofílico, do lado de fora da cadeia), uma molécula altamente variável, contendo vários açúcares.

As endotoxinas são liberadas durante a multiplicação ou morte bacteriana. Uma vez estando livres para agir, elas não ocasionam lesões celulares ou teciduais diretamente, mas sim estimulam células competentes a liberarem mediadores químicos. As endotoxinas exercem uma série de efeitos biológicos importantes, que conduzem a

RESUMINDO

A invasão e multiplicação de microrganismos em um tecido é chamada infecção, e esta poderá ou não causar doença. Por sua vez, doença infecciosa é a manifestação de sinais e sintomas resultantes de um dano tecidual que foi gerado durante o curso de uma infecção. Para que a doença aconteça, é necessário que o microrganismo presente na infecção possua fatores de virulência capazes de causar dano tecidual. Assim, quanto maior a capacidade de um microrganismo causar doença, maior sua virulência. A capacidade de causar doença chama-se patogenicidade, e os microrganismos envolvidos são denominados patógenos.

LEMBRETE

Fatores de virulência das bactérias Gram-positivas e Gram-negativas exercem um papel fundamental na perpetuação da doença, uma vez que a infecção endodôntica é polimicrobiana. As células Gram-positivas e Gram-negativas caracterizam-se por graus diferentes de virulência. Enquanto as bactérias Gram-negativas contêm endotoxina, ou LPS, que lhes confere a propriedade de patogenicidade, as bactérias Gram-positivas possuem uma exotoxina composta pelo LTA, que tem como característica principal a aderência.

SAIBA MAIS

Nas infecções endodônticas primárias, estudos clínicos revelam a presença de LPS bacteriano em 100% dos canais radiculares analisados de dentes com lesão periapical, indicando sua participação na destruição óssea apical.

> **ATENÇÃO**
>
> Mesmo quantidades pequenas de endotoxinas são capazes de induzir a resposta inflamatória apical. Uma possível explicação para a multiplicidade de achados relacionados à presença de endotoxinas é a variabilidade genética do LPS dos diferentes microrganismos. As endotoxinas são encontradas em maior quantidade em dentes sintomáticos do que naqueles assintomáticos.

> **LEMBRETE**
>
> Existem evidências de que peptidoglicano e LPS apresentam um efeito sinérgico na formação de osteoclastos. Dessa forma, ambos os tipos bacterianos devem ser considerados na interpretação da imunobiologia das infecções endodônticas primárias e secundárias.

> **LEMBRETE**
>
> A relação entre saúde e doença é o resultado das inter-relações entre o número de microrganismos e sua virulência e a resposta do hospedeiro. Até o momento, a terapia endodôntica não é eficaz na eliminação de todas as bactérias do sistema de canais radiculares, não somente porque as complexidades anatômicas do espaço pulpar impedem sua total remoção, mas também porque ainda permanecerão nutrientes capazes de favorecer o crescimento dos microrganismos remanescentes. Porém, se a terapia for capaz de reduzir o número de microrganismos (carga microbiana), favorecendo a resposta do hospedeiro, é possível o restabelecimento do estado de saúde apical.

uma reação inflamatória e a reabsorções ósseas na região apical.

As endotoxinas também:

- ativam o fator de Hageman (fator XII da cascata da coagulação);
- induzem febre;
- ativam o sistema complemento;
- atuam em eventos da resposta inflamatória (como aumento da permeabilidade vascular, quimiotaxia para neutrófilos e macrófagos, liberação de lisozima e linfocinas) e ativam o ciclo do metabolismo do ácido araquidônico;
- são mitogênicos para linfócitos B;
- provocam degranulação de mastócitos.

O LPS induz os macrofágos a secretarem interleucinas (IL-1, IL-6 e IL-8), TNF-α, oxigênio reativo, nitrogênio intermediário (óxido nítrico), interferona e fatores ativadores de plaquetas e prostaglandinas. Esses são fatores importantes que causam reabsorções ósseas nas lesões apicais.

Níveis mais elevados de endotoxina têm sido relatados em dentes com pulpite irreversível, casos de dor espontânea, presença de sintomatologia clínica (como dor à percussão e/ou à palpação), presença de exsudato e maior destruição óssea apical. Entretanto, nas infecções secundárias/persistentes, pouco ou nada se sabe em relação ao papel das endotoxinas em seu processo inflamatório, sendo relatada apenas sua participação em dentes com exsudato e maior área de destruição óssea apical.

Outro fator de virulência importante é o **peptidoglicano**, por vezes denominado mureína. Ele é constituído por peptídeos e polissacarídeos que formam uma camada espessa e homogênea fora da membrana citoplasmática. O peptidoglicano é a estrutura que confere rigidez à parede celular da bactéria, determina a sua forma e protege-a da lise osmótica, quando em meio hipotônico. A camada de peptidoglicano é substancialmente mais espessa nas bactérias Gram-positivas (de 20 a 80 nm) do que nas Gram-negativas (de 7 a 8 nm).

Outro importante fator de virulência presente na parede celular das bactérias Gram-positivas é o **ácido lipoteicoico (LTA)**, que se encontra embebido no peptidoglicano e ligado à membrana plasmática. Esse ácido confere carga negativa à superfície exterior da célula, podendo ajudar no transporte de íons positivos para o interior e o exterior da célula. Em conjunto com proteínas presentes na superfície da parede celular, é responsável pela atividade antigênica das bactérias Gram-positivas, sendo utilizado na classificação sorológica e na identificação dessas bactérias.

Fragmentos de peptidoglicano e LTA liberados durante infecções por bactérias Gram-positivas são responsáveis por manifestações clínicas como inflamação, febre, leucocitose, hipotensão, depressão, perda de apetite, insônia e artrite, reações causadas por mediadores liberados pelas células do hospedeiro em resposta à exposição a células bacterianas e seus componentes.

Embora não seja desejável, a reabsorção óssea pode ter uma função protetora no contexto da infecção pulpar. Ao permitir que o tecido ósseo se retraia estrategicamente da área de infecção (forame apical), a reabsorção reduz efetivamente a oportunidade de uma invasão microbiana direta. Além disso, a remoção do osso cria espaços para células inflamatórias protetoras se infiltrarem, promovendo a manutenção de uma zona neutra que busca limitar o progresso da infecção.

A eficácia desses mecanismos é indicada pelo fato de que geralmente não se encontra um número expressivo de bactérias nos tecidos periapicais. Além disso, a osteomielite é uma complicação rara da infecção no interior do sistema de canais radiculares. As bactérias que atingem os tecidos apicais são imediatamente expostas aos anticorpos, ao complemento e às células reativas, resultando em lise direta ou fagocitose e destruição por PMN e macrófagos.

9

Microbiologia de outras infecções da cavidade bucal

ANTONIO OLAVO CARDOSO JORGE
JULIANA CAMPOS JUNQUEIRA
SIMONE FURGERI GODINHO VILELA
ANNA CAROLINA BORGES PEREIRA DA COSTA

OBJETIVOS DE APRENDIZAGEM

- Descrever as infecções bacterianas com manifestação bucal
- Descrever as infecções virais com manifestação bucal
- Descrever as infecções fúngicas com manifestação bucal

Nos capítulos anteriores, foram estudadas as duas doenças mais comuns da cavidade bucal: cárie e doença periodontal. Além delas, a cavidade bucal pode ser acometida por outras doenças causadas por fungos, bactérias e vírus.

A infecção fúngica mais importante da cavidade bucal é a **candidíase**, uma doença oportunista causada por leveduras do gênero Candida que em determinadas situações podem desenvolver lesões recidivantes e de difícil tratamento.

Dentre as infecções bacterianas com manifestação bucal, pode-se destacar a **actinomicose**, de grande importância para o diagnóstico diferencial de outras lesões na cavidade bucal, além de **gonorreia, sífilis** e **tuberculose**, cuja incidência tem aumentado nos últimos anos principalmente como coinfecção em pacientes imunocomprometidos.

As infecções virais são também comuns na cavidade bucal, e neste capítulo serão abordadas aquelas causadas pelos **herpes-vírus humanos**, por apresentarem alta incidência e desenvolverem manifestações recorrentes em várias fases da vida.

INFECÇÕES FÚNGICAS

GÊNERO CANDIDA

O gênero *Candida* é composto por aproximadamente 200 espécies de leveduras, embora apenas algumas tenham sido associadas com infecções humanas. *C. albicans* constitui a espécie mais isolada da cavidade bucal de indivíduos saudáveis e com candidíase bucal, seguida por *C. tropicalis, C. glabrata, C. guilliermondii, C. krusei, C. lusitaniae, C. parapsilosis, C. kefyr* e *C. dubliniensis*. A maioria dessas espécies são dimórficas, podendo ser encontradas sob a forma unicelular de leveduras ou em estágio micelial com produção de pseudo-hifas e hifas verdadeiras (Fig. 9.1).

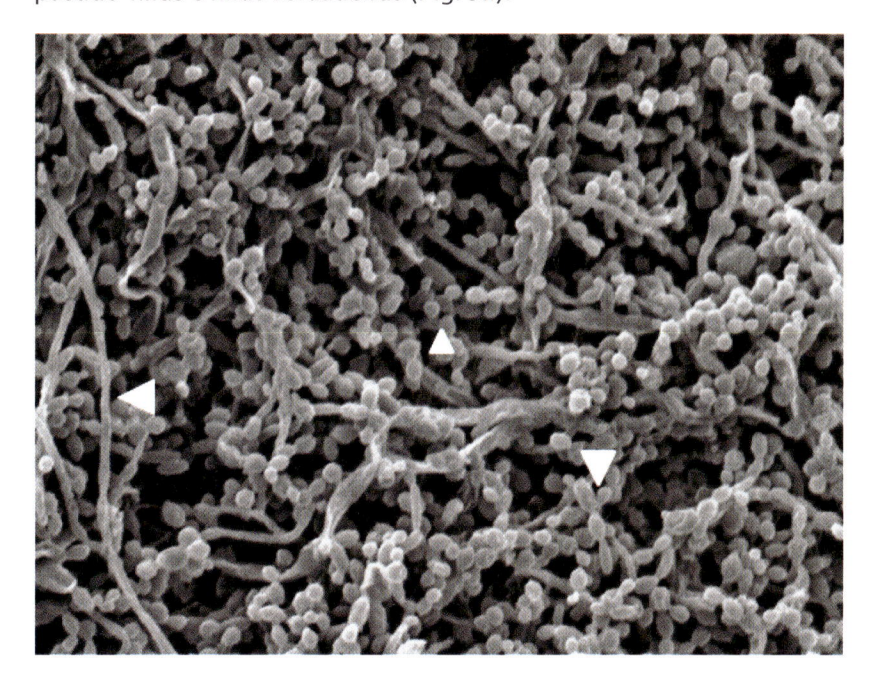

Figura 9.1 – Microscopia eletrônica de varredura (MEV) de biofilme de C. albicans *constituído por leveduras (▲), pseudo-hifas (▼) e hifas (◄).*

Espécies como *C. albicans, C. stellatoidea* e *C. dubliniensis* podem produzir **clamidoconídio**, que é uma estrutura globosa de parede dupla e citoplasma condensado, formada em condições adversas e considerada importante para a identificação dessas espécies.

As leveduras do gênero *Candida* encontram-se amplamente distribuídas na natureza na forma saprofítica ou como parasita no homem e em animais homeotermos. No homem, *Candida* spp. podem ser encontradas como comensais em dobras de pele, cavidade bucal, mucosa gastrintestinal e trato geniturinário.

Candida dispõe de vários **fatores de virulência** que, na presença de deficiências locais e sistêmicas do hospedeiro, podem resultar na transição da fase comensal para a patogênica, causando doença. Os fatores de virulência podem variar entre as espécies do gênero e *C. albicans*, que é considerada a espécie mais virulenta. Os principais fatores de virulência são capacidade de aderência aos tecidos bucais, fatores de invasão tecidual e mecanismos de escape do sistema de defesa do hospedeiro, conforme detalhado na Tabela 9.1.

SAIBA MAIS

Na cavidade bucal de indivíduos saudáveis, a prevalência de *Candida* pode variar de 35 a 60%. Entretanto, essa levedura constitui um patógeno oportunista comum que causa uma variedade de infecções graves e recorrentes na mucosa, bem como infecções invasivas fatais principalmente em pacientes imunocomprometidos.

TABELA 9.1 – Fatores de virulência de *Candida* associados à candidíase bucal

FATORES DE VIRULÊNCIA	EFEITOS
Relacionados à aderência	
Hidrofobicidade	Aderência inespecífica e resistência à morte por macrófagos
Adesinas de superfície	Aderência específica
Relacionados à invasão e ao dano tecidual	
Desenvolvimento de hifa	Invasão do epitélio bucal
Produção de proteinase	Hidrólise de proteínas da matriz extracelular e outras proteínas do hospedeiro
Produção de fosfolipase	Dano na membrana citoplasmática do hospedeiro e penetração
Relacionados à evasão dos mecanismos de defesa	
Desenvolvimento de hifa	Maior resistência à fagocitose
Produção de proteinase	Hidrólise de imunoglobulinas e componentes do complemento
Ligação a moléculas do complemento	Antígenos mascarados

O desenvolvimento da candidíase bucal requer a expressão dos fatores de virulência e a presença de um ou mais fatores predisponentes do hospedeiro, que podem ser locais ou sistêmicos. Como **fatores locais**, destacam-se uso de prótese, antibióticos de amplo espectro, inalação de corticosteroides, redução do fluxo salivar e dieta rica em carboidratos. Como **fatores sistêmicos**, podem ser citadas idade avançada, distúrbios endócrinos (diabetes), imunossupressão e deficiência nutricional.

CANDIDÍASE BUCAL

SAIBA MAIS

A candidíase pseudomembranosa afeta aproximadamente 5% dos recém-nascidos e 10% dos idosos debilitados, além de ser muito frequente em indivíduos infectados pelo HIV ou em outro estado de imunossupressão.

As manifestações clínicas causadas por *Candida* na cavidade bucal são classificadas em candidíase pseudomembranosa, candidíase eritematosa e candidíase hiperplásica.

A **candidíase pseudomembranosa** é uma infecção aguda que ocorre em pacientes com sistema imune pouco desenvolvido ou debilitado e se caracteriza pela presença de placas brancas e cremosas formadas por biofilme de *Candida* sobre a superfície bucal, a mucosa labial, a língua e o palato mole. Tais placas podem ser removidas por uma leve raspagem, revelando uma superfície adjacente eritematosa.

A análise histológica da lesão revela leveduras predominantemente localizadas entre as células epiteliais descamadas e desprendidas, hifas com crescimento em direção às células epiteliais frouxas, deformação da membrana do epitélio e leucócitos e bactérias emaranhadas. As estruturas fúngicas normalmente não atingem as camadas mais profundas do epitélio, que apresenta acantose, edema e microabscesso. Reação inflamatória, com presença de células polimorfonucleares, linfócitos e macrófagos, também é observada no tecido conjuntivo.

A **candidíase eritematosa** ocorre após o uso de antibióticos de amplo espectro que reduzem a pressão competitiva da microbiota bacteriana, favorecendo o crescimento de *Candida*. Lesões avermelhadas com bordos mal definidos são observadas, sobretudo no dorso da língua ou no palato, e podem desenvolver lesões dolorosas. A análise histológica é semelhante à forma pseudomembranosa, mas a candidíase eritematosa apresenta menor quantidade de hifas penetrando no epitélio e infiltrado inflamatório mais intenso no tecido conjuntivo.

A **candidíase hiperplásica** está associada principalmente ao hábito de fumar, sendo caracterizada por placas brancas que, diferentemente da candidíase pseudomembranosa, não são removidas facilmente pela raspagem. Na análise histológica, são observadas hifas, infiltrado inflamatório na lâmina própria e alterações na espessura do epitélio.

A etiologia de outras infecções da cavidade bucal, como queilite angular, glossite romboide mediana e estomatite por prótese, ainda é discutida, sugerindo que ocorram pela associação de *Candida* com bactérias.

Na **queilite angular**, ocorrem lesões na comissura labial em pacientes com fatores predisponentes, como deficiência de ferro, anemia e deficiência de vitamina B12. Nas amostras das lesões são encontrados *C. albicans* e *S. aureus*. Embora o exato papel de *C. albicans* não esteja definido, sabe-se que essa doença ocorre frequentemente em pacientes com candidíase bucal, em que a carga fúngica é bastante elevada.

A **glossite romboide mediana** é caracterizada por área de atrofia papilar formando lesão simétrica na linha média posterior do dorso da língua. Altas quantidades de leveduras do gênero *Candida* podem ser recuperadas dessas lesões, o que sugere o envolvimento de *Candida* na etiologia dessa lesão. Assim como nas outras formas de candidíase bucal, o tabagismo e o uso de corticosteroides inaláveis são considerados importantes fatores predisponentes.

A **estomatite protética** pode ocorrer em 15 a 70% dos usuários de prótese. A lesão no palato duro é caracterizada por inflamação e eritema da mucosa. O fator predisponente principal é o uso de prótese, que muitas vezes não é higienizada adequadamente ou é retida durante o sono, favorecendo o desenvolvimento do biofilme multiespécie. Próteses com longo tempo de uso, usuários com idade avançada e próteses mal-adaptadas também são considerados fatores predisponentes importantes para essa doença.

ISOLAMENTO E IDENTIFICAÇÃO DE CANDIDA DA CAVIDADE BUCAL

O método para coleta da amostra é escolhido de acordo com a patologia e o acesso às lesões. Para o exame direto, podem ser coletadas amostras da lesão com auxílio de um swab, sendo a seguir feito um esfregaço e corado por coloração de Gram. No exame microscópico, são observadas células ovalares, grandes, Gram-positivas, com ou sem brotamento. O esfregaço pode ser observado também com hidróxido de sódio a 20%, sendo observadas as

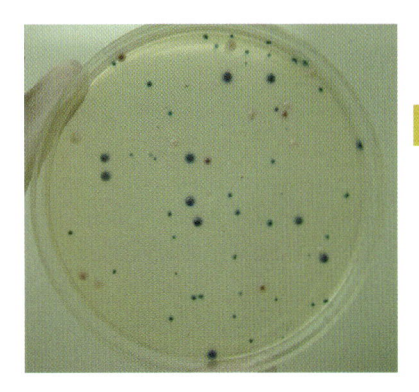

Figura 9.2 – Identificação de leveduras do gênero Candida *por meios de cultura cromogênicos –* C. albicans: *colônias verde-claras;* C. tropicalis: *colônias azul-metálicas; outras espécies de* Candida: *colônias creme.*

ATENÇÃO

A identificação das espécies de *Candida* é importante, pois elas são diferentes quanto à habilidade de causar doença e quanto à suscetibilidade aos agentes antifúngicos.

SAIBA MAIS

O tratamento da candidíase apresenta algumas dificuldades em razão dos efeitos colaterais e da seleção de isolados resistentes. De leveduras do gênero *Candida* (n=60) isoladas da saliva e de lesões bucais de indivíduos com HIV em relação à suscetibilidade ao fluconazol, à anfotericina B e à nistatina, observou-se que 27% das isoladas de *C. albicans* foram resistentes ao fluconazol, assim como uma cepa de *C. glabrata* e uma cepa de *C. krusei*. Para a anfotericina B, três cepas de *C. parapsilosis* e uma cepa de *C. krusei* apresentaram resistência.

estruturas fúngicas, e com ácido periódico de Schiff (PAS), que mostra células vermelhas ou roxas.

TÉCNICA: Para cultura, são coletadas amostras por *imprint* da lesão, coleta de saliva, enxágue bucal ou swab. As amostras de enxágue bucal são coletadas em solução fisiológica tamponada (PBS, 0,1 M, pH 7,4), concentradas por centrifugação, diluídas serialmente, semeadas em ágar Sabouraud dextrose com 0,1 mg de cloranfenicol por mL de meio e incubadas a 37° C por 24 ou 48 horas, ou até uma semana. Para isolar espécies diferentes de uma mesma amostra, são empregados meios de cultura cromogênicos, que permitem a diferenciação de algumas espécies pela coloração das colônias (Fig. 9.2).

Após o isolamento do microrganismo, são feitas provas morfológicas de formação de tubo germinativo e microcultivo, em que se observa a formação de hifas, pseudo-hifas e clamidoconídios. Em seguida, são feitos testes bioquímicos, como testes de assimilação e fermentação de carboidratos, em que usualmente se empregam sistemas comerciais de assimilação.

Algumas espécies apresentam características muito semelhantes que devem ser observadas com atenção, como *C. albicans* e *C. stellatoidea*, que é uma variante sacarose-negativa de *C. albicans*. *C. albicans* e *C. dubliniensis* apresentam algumas características fenotípicas diferentes, mas a confirmação da espécie é feita por técnicas de biologia molecular.

TRATAMENTO: O tratamento das candidíases bucais inicia com a identificação dos fatores predisponentes que direcionam para recomendações como melhora na higiene bucal com uso de escova dental e enxaguatórios, remoção da prótese antes de dormir e higienização.

PRESCRIÇÃO: Em pacientes saudáveis, a candidíase bucal deve ser tratada topicamente; em pacientes com doenças sistêmicas, como infecção por HIV e leucemia, a candidíase bucal deve ser tratada tópica e sistemicamente. Pacientes com fatores de risco e candidíase recorrente devem ser tratados com antifúngicos de baixo risco de desenvolvimento ou seleção de cepas resistentes, como antifúngicos fungicidas.

As duas classes de antifúngicos usadas para o tratamento da candidíase bucal são os poliênicos e os azóis. Os **antifúngicos poliênicos**, como anfotericina B e nistatina, promovem a ruptura da membrana do fungo, sendo fungicidas. São indicados para o tratamento tópico das lesões. Os **antifúngicos azóis** mais usados em formulações tópicas e orais são fluconazol e itraconazol, sendo os mais indicados nos casos de doença de base sistêmica, por seu efeito fungistático.

INFECÇÕES BACTERIANAS

ACTINOMICOSE

A actinomicose é uma doença granulomatosa, supurativa e fibrosante causada por bactérias. O microrganismo isolado mais frequentemente é *A. israelli*, embora tenha sido demonstrado que *A. naeslundi*, *A. viscosus* e *A. odontolyticus* também causam a doença em humanos. São bastonetes Gram-positivos facultativos ou anaeróbios estritos, não ácido-resistentes, ramificados e filamentosos.

Essas espécies podem ser encontradas na mucosa bucal, no biofilme dental, nas cavidades profundas de cárie dentária, na bolsa periodontal, bem como na parte superior do trato respiratório, no trato gastrintestinal e na mucosa genital feminina. São comensais desde que permaneçam na superfície da mucosa; porém, quando a integridade é comprometida, os bastonetes tornam-se patogênicos e podem iniciar uma prolongado processo inflamatório.

A actinomicose é tradicionalmente classificada de acordo com o órgão ou a área que envolve. A **cervicofacial** é a mais comumente encontrada, com 60% dos casos. É uma infecção de importância na odontologia e na patologia bucal, apresentando-se como lesão na forma de uma massa flutuante, com pouca dor e crescimento progressivo adjacente à mandíbula levando a destruição tecidual, osteólise e múltiplas fístulas, juntamente com a formação de exsudato purulento.

Geralmente a causa da lesão está relacionada com a exposição cirúrgica da cavidade bucal ou trauma maxilofacial com a presença de bactérias em pacientes vulneráveis. A forma periapical também tem sido descrita e é menos agressiva em comparação com a clássica.

TRATAMENTO: O tratamento da actinomicose consiste em debridamento das lesões e antibioticoterapia por tempo prolongado.

> **LEMBRETE**
>
> A actinomicose da língua é uma forma incomum, e apenas 3% dos casos ocorrem na base da língua.

GONORREIA

A infecção por *N. gonorrhoeae* continua sendo a causa mais frequente de infecções sexualmente transmissíveis, sendo os seres humanos o único reservatório natural da infecção.

Os principais **sintomas** geniturinários são cervicite, uretrite e doença pélvica inflamatória, principalmente em adolescentes e adultos jovens. Manifestações orais podem ocorrer como consequência do contato orogenital ou da autoinoculação, sendo caracterizadas por múltiplas úlceras na mucosa de coloração vermelha intensa com uma pseudomembrana branco amarelada. A infecção gonocócica oral pode ser assintomática ou apresentar graves sintomas, como faringite ou amigdalite dolorosa.

DIAGNÓSTICO: As lesões de gonorreia oral não são específicas e podem ser confundidas com uma grande variedade de outras

> **Gonorreia**
>
> Doença sexualmente transmissível causada pela bactéria *N. gonorrhoeae*. Essa bactéria é composta de cocos Gram-negativos aeróbios tipicamente dispostos em pares com os lados adjacentes achatados, que apresentam motilidade e não possuem capacidade de formar esporos.

doenças orais, sendo necessárias a coleta do material e a cultura para o diagnóstico definitivo. Atualmente, podem-se utilizar também os testes de amplificação de ácido nucleico, que proporcionam uma maior sensibilidade para a detecção de *N. gonorrhoeae* nesses locais pela presença de espécies comensais, especialmente na orofaringe.

TRATAMENTO: As recomendações de tratamento são semelhantes àquelas para gonorreia urogenital, que envolvem o uso de antibióticos.

SÍFILIS

> **ATENÇÃO**
> Considerando que a manifestação inicial da sífilis pode ocorrer na cavidade bucal, é muito importante que os dentistas a incluam no diagnóstico diferencial.

A sífilis é uma doença sexualmente transmissível causada pela espécie *T. pallidum,* subespécie *pallidum*. Espiroqueta microaerófila, delgada e altamente espiralada, *T. pallidum* não pode sobreviver fora do hospedeiro humano porque tem limitadas capacidades metabólicas para sintetizar seus próprios nutrientes. Até hoje não é cultivável *in vitro*. Tem uma capacidade inata para fugir do sistema imune do hospedeiro, pois sua membrana externa possui um pequeno número de proteínas; assim, a resposta imune não é suficiente para erradicar a infecção.

Apesar da introdução da penicilina em meados do século XX, foi impossível a erradicação da sífilis. Nas últimas décadas, sua incidência está aumentando rapidamente em diversas partes do mundo. Hoje, mais de 50 a 60% dos casos novos de sífilis estão fortemente associados com a coinfecção do HIV e com o comportamento sexual de alto risco.

A sífilis tem duas principais fases clínicas: precoce e tardia.

Sífilis precoce é a mais contagiosa e inclui as formas primárias e secundárias. Entre as manifestações bucais, podemos destacar os cancros orais observados em 4 a 12% dos pacientes com sífilis primária na mucosa, principalmente na língua, na gengiva, no palato mole e no lábio. Na sífilis secundária, as manifestações orais são bastante variáveis e podem apresentar características altamente inespecíficas. Os achados mais comuns são múltiplas placas ligeiramente elevadas e cobertas por pseudomembranas branco-acinzentadas, cercadas por eritema no palato mole e pilares vestibulares na mucosa e na língua, dolorosos e com linfoadenopatia.

Uma pequena parte dos casos de sífilis pode progredir para o estágio da **sífilis tardia** ou terciária. A fase terciária da sífilis envolve as complicações mais sérias da doença, levando ao comprometimento do sistema vascular e do sistema nervoso central. Podem ser encontradas lesões granulomatosas em osso, pele, tecidos moles e mucosa. Essas inflamações granulomatosas, denominadas gomas, são caracterizadas por lesões endurecidas, nodulares ou ulceradas. As lesões intraorais normalmente acometem o palato e a língua.

A **sífilis congênita** é caracterizada principalmente pelo palato ogival e por alterações da formação de dentes anteriores e posteriores.

DIAGNÓSTICO: A confirmação laboratorial é feita por meio de microscopia de campo escuro e fluorescência direta. Cuidados adicionais devem ser tomados em casos de lesões bucais, pois as espécies saprófitas, que são numerosas nessa região, não podem ser diferenciadas. Novos métodos específicos e sensíveis que empregam transcriptase reversa foram recentemente desenvolvidos a fim de detectar números muito baixos de espiroquetas (1-10) em amostras clínicas. Os testes sorológicos para sífilis medem IgG e IgM do hospedeiro em resposta ao microrganismo. Apesar de suas limitações e da complexidade da interpretação, os testes sorológicos desempenham um papel crucial no diagnóstico e no acompanhamento da sífilis.

TRATAMENTO: Deve ser realizado com antibiótico à base de penicilina por via intramuscular. No caso dos alérgicos, usar tetraciclina, azitromicina ou doxiciclina.

TUBERCULOSE

A tuberculose (TB) é uma das doenças infecciosas que ainda causam **alta mortalidade** em adultos. Com uma incidência de 139 por 100 mil habitantes no mundo, estima-se que um terço da população já teve contato com o bacilo. A prevalência extrapulmonar tem aumentado nos últimos anos, em consequência da resistência a medicamentos e do surgimento da aids, doença na qual as lesões orais representam 1,3% das infecções oportunistas.

É causada principalmente por *Mycobacterium tuberculosis*, mas *M. bovis*, *M. bovis-africanum*, *M. avium*, *M. intracellulare*, *M. scrofulaceum* e *M. kansasii* também podem provocar a doença. São bastonetes de crescimento lento, aeróbios, delgados, dispostos aos pares ou em pequenos grupos. A parede celular é rica em lipídeos, o que torna essas espécies ácido-resistentes, com certa impermeabilidade a corantes, resistentes a antibióticos comuns e a muitos procedimentos de desinfecção.

A TB de cabeça e pescoço constitui quase 10% de todas as manifestações extrapulmonares da doença. São úlceras indolores com bordas hemorrágicas que aparecem geralmente na gengiva e nas tonsilas nas manifestações primárias e desaparecem após semanas sem deixar cicatrizes. Nas lesões secundárias, a língua é o local mais acometido, seguido do palato e da mucosa jugal. São encontrados mais raramente casos de gengivite e lesões na ATM.

DIAGNÓSTICO: Deve-se fazer o encaminhamento ao médico, que, além do exame clínico, indicará baciloscopia, prova tuberculínica e radiografia de tórax.

TRATAMENTO: É realizado com um coquetel de antibióticos e não deve ser descontinuado, em virtude dos efeitos colaterais. A vacina BCG deve ser administrada nos recém-nascidos para prevenir a tuberculose.

> **ATENÇÃO**
>
> É muito importante a atenção do dentista durante a anamnese, uma vez que a literatura mostra que, em muitos pacientes, a manifestação oral de TB levou ao diagnóstico da infecção sistêmica previamente desconhecida, resultando em um tratamento rápido e eficaz.

INFECÇÕES VIRAIS

Na cavidade bucal, as infecções virais de grande importância são causadas pelos herpes-vírus humanos, os quais são divididos em três subfamílias: *Alphaherpesvirinae*, *Gammaherpesvirinae* e *Betaherpesvirinae*. Tais subfamílias se diferenciam por características virais, tropismo celular primário e sítio de latência, bem como pelas diferentes manifestações clínicas das doenças.

Fazem parte da subfamília *Alphaherpesvirinae* o vírus do herpes simples (HSV) e o vírus varicela-zóster (VZV), que serão descritos a seguir por apresentarem grande importância na cavidade bucal.

VÍRUS DO HERPES SIMPLES (HSV)

> **ATENÇÃO**
>
> Sorologicamente, o HSV diferencia-se em dois tipos, que são cerca de 50% geneticamente homólogos. Embora o tipo 1 (HSV-1) afete geralmente face, lábios, boca, olhos e pele da parte superior e o tipo 2 (HSV-2) acometa mais a parte inferior, por ser sexualmente transmissível, sabe-se que ambos podem provocar infecções nos dois locais.

O HSV é um vírus de DNA de filamento duplo, icosaédrico e envelopado com cerca de 150 nm de diâmetro. Como outros membros dessa família, tem a capacidade de persistir latente no hospedeiro, com episódios de recidiva.

A infecção pelo HSV-1 é considerada a virose mais comum que afeta a boca, provocando inúmeras manifestações clínicas tanto nas infecções primárias como nas recidivantes.

A **infecção primária** ocorre em pessoas sem anticorpos para o HSV e pode ser assintomática ou levar à gengivoestomatite herpética, que ocorre principalmente na infância. Entre os sintomas mais frequentes podem-se destacar febre, dor de garganta, faringite e vesículas doloridas que se rompem na gengiva, na mucosa e no tecido queratinizado dos lábios. Nos adultos, normalmente a infecção primária se limita a uma faringite semelhante à mononucleose. A regressão dos sinais e sintomas ocorre após 10 a 14 dias. A infecção primária é caracterizada por uma multiplicação viral de longa duração. Após essa fase, o vírus permanece latente nos gânglios sensoriais nervosos do hospedeiro.

A **infecção recorrente** ocorre geralmente pela diminuição da resistência do hospedeiro, quando o vírus inicia a replicação em uma célula nervosa, desce através do nervo e provoca novas lesões. As lesões são precedidas por uma fase prodrômica marcada por ardência, formigamento ou coceira. É nesta fase que ocorre a maior replicação viral. Essas infecções são marcadas por episódios menos graves e de menor duração em virtude da existência de respostas imunes de memória.

VÍRUS VARICELA-ZOSTER (VZV)

O VZV é um vírus de DNA de filamento duplo, icosaédrico e envelopado. Seu genoma é menor do que o do HSV, e sua replicação é mais lenta. Assim como no caso de herpes simples, o desenvolvimento da doença pode ser dividido em três fases: primeira infecção, período de latência e fase recidivante.

Os indivíduos mais suscetíveis a desenvolver herpes-zoster são idosos entre a sexta e a oitava décadas de vida e pacientes com doença subjacente, como HIV, diabetes melito, leucemia, doença de Hodgkin ou outras neoplasias.

Clinicamente, a doença apresenta-se como uma erupção cutânea vesicular unilateral dolorosa que segue o caminho do nervo, cuja localização mais comum é a região do tórax. O nervo trigêmeo também pode ser acometido em cerca de 18% dos casos, e ocorrem manifestações bucais quando a segunda ou terceira divisão do nervo é afetada.

A complicação mais significativa é a nevralgia pós-herpética. Outras complicações menos comuns incluem paralisia do nervo trigêmeo, desvitalização pulpar, lesão periapical e reabsorção radicular.

DIAGNÓSTICO: As infecções causadas por estes vírus são diagnosticadas por sua sintomatologia. Somente nos casos mais complexos o vírus pode ser identificado em microscópio, cultivando-se o material recolhido das pústulas.

TRATAMENTO: Não há tratamento definitivo, somente a redução dos sintomas por meio de medicamentos analgésicos e anestésicos tópicos. Alguns antivirais são indicados, como aciclovir, valaciclovir, penciclovir e famciclovir. O contato com outros indivíduos deve ser evitado em virtude da possibilidade de transmissão do vírus.

LEMBRETE

A varicela é a manifestação primária do VZV, uma doença exantemática que ocorre na infância sem maiores complicações. Após a infecção primária, o vírus permanece latente nos gânglios sensoriais. Aproximadamente 10 a 20% dos indivíduos acometidos pela infecção primária desenvolvem a infecção recidivante, herpes-zoster.

10

Controle da infecção na cavidade bucal

TELMA BLANCA L. BEDRAN
MARIANNE NICOLE MARQUES NOGUEIRA
CRISTIANE DUQUE
DENISE M. PALOMARI SPOLIDORIO

OBJETIVOS DE APRENDIZAGEM

- Descrever os conceitos de esterilização e desinfecção
- Explicar os métodos de esterilização e desinfecção utilizados em odontologia
- Conhecer os tipos de antimicrobianos e seu uso sistêmico

LEMBRETE

Além de afetar o bem-estar físico e mental, o biofilme afeta a saúde sistêmica por meio da transmissão da infecção aos tecidos adjacentes. Isso pode levar a osteomielite, sinusite, noma, infecção profunda de pescoço, angina de Ludwig, celulite, úlcera na pele, septicemia, endocardite e até mesmo a morte. Pode agir ainda como fator de risco para doenças cardiovasculares e diabetes.

A infecção é caracterizada pela invasão e pela colonização de microrganismos no hospedeiro. No decorrer da vida, centenas de espécies microbianas podem colonizar o indivíduo sem causar nenhuma doença; algumas espécies inclusive servem de defesa local na resistência inespecífica do hospedeiro diante de patógenos externos. Entretanto, quando os microrganismos se tornam patogênicos (maior número e virulência) e as condições do hospedeiro são alteradas, há um desencadeamento da resposta imune com a capacidade de produzir a doença. As medidas preventivas e terapêuticas de inúmeras doenças têm como base o combate desse processo infeccioso.

Os microrganismos estão presentes em todas as superfícies da cavidade bucal em forma plactônica (quando circulam isoladamente) ou arranjados em biofilme, que é uma comunidade de microrganismos embebida em uma matriz e firmemente aderida a uma superfície. O biofilme bucal é capaz de colonizar as membranas mucosas, os materiais dentários e os dentes e está associado à etiologia dos principais problemas bucais, como cárie e doença periodontal, endodôntica e periapical (Fig. 10.1).

Para evitar infecção na cavidade bucal, são indicados métodos de limpeza ou desinfecção e esterilização do material odontológico que será utilizado no paciente. Quando a infecção acomete um paciente, é indicado o uso sistêmico ou local de antimicrobianos.

Para que ocorra infecção, é necessária a presença de um hospedeiro suscetível, patógenos capazes de causar infecção e a porta de entrada do microrganismo (Fig. 10.2).

ESTERILIZAÇÃO E DESINFECÇÃO

Para minimizar as infecções bucais, devem-se realizar a limpeza e a esterilização de todo o material odontológico a ser utilizado, assim como a desinfecção do equipo e dos materiais que não são passíveis de esterilização. Em seguida, deve-se orientar os pacientes sobre a importância da correta higiene oral e do tratamento das infecções orais que venham a surgir com o uso de antimicrobianos de ordem local e sistêmica. Com isso, forma-se uma **barreira de proteção da infecção**, evitando possíveis contaminações cruzadas entre um paciente e outro, assim como entre o cirurgião-dentista e o paciente (Fig. 10.3).

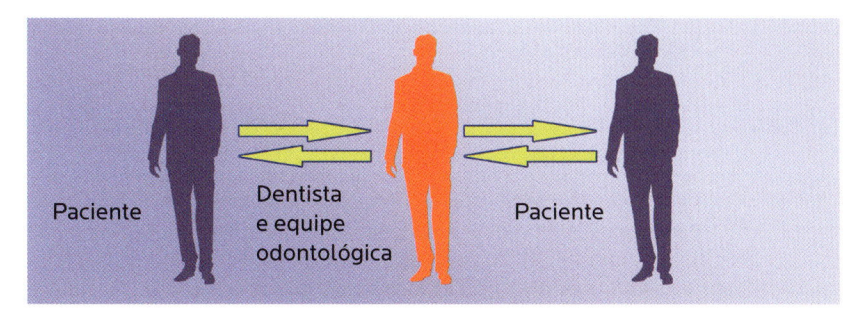

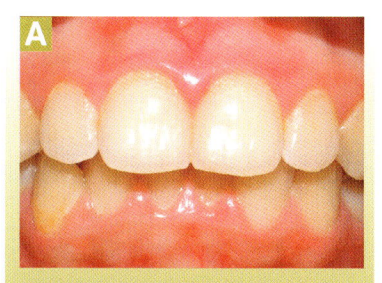

Figura 10.1 – Aspecto clínico do biofilme sobre a superfície dentária (A) e o mesmo biofilme agora corado com evidenciador (B). Observe a dupla coloração: em azul, biofilme mais antigo; em rosa, biofilme mais recente.

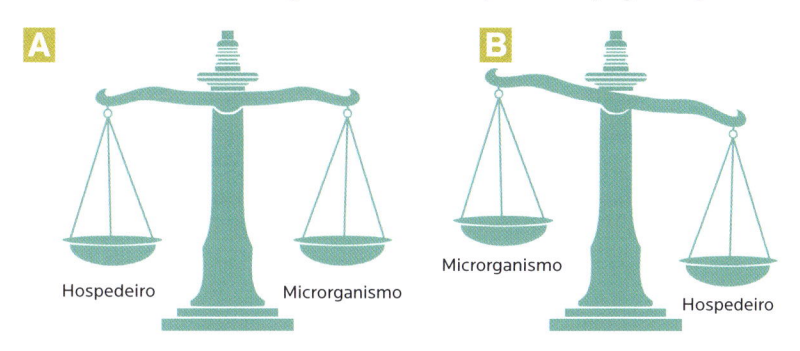

Figura 10.2 – (A) Hospedeiro em equilíbrio com a microbiota. (B) O aumento do número de microrganismos patogênicos, associado à baixa imunidade do hospedeiro, gera desequilíbrio e consequentemente desenvolvimento de infecção.

Para a correta limpeza, desinfecção e esterilização do material odontológico, pode-se classificá-los em **críticos**, **semicríticos** e **não críticos** (Quadro 10.1).

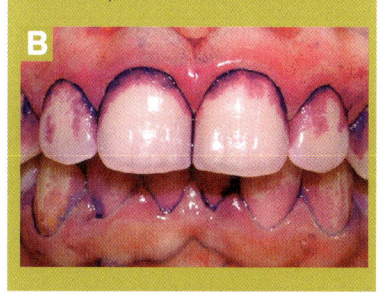

Figura 10.3 – Desenho esquemático da infecção cruzada, em que o dentista pode contaminar o paciente (fluidos respiratórios, mãos). O paciente pode contaminar outro paciente (equipe odontológica, instrumentais e equipamentos contaminados) ou contaminar o dentista e sua equipe (fluidos orgânicos, lesões, instrumentais, superfícies e aerossóis).

QUADRO 10.1 – Classificação de objetos segundo níveis de desinfecção e esterilização

Itens críticos	Aqueles que tocam e, principalmente, penetram os tecidos. Exigem esterilização ou descarte.
Itens semicríticos	Aqueles que apenas tocam os tecidos, sem penetrá-los, e entram em contato com a mucosa. Necessitam ser esterilizados ou ao menos desinfectados.
Itens não críticos	Aqueles que nunca entram em contato com os tecidos ou entram em contato apenas com tecidos íntegros. Necessitam ser apenas desinfectados.

A **limpeza dos objetos** é utilizada para remoção de resíduos de materiais orgânicos para que não interfiram no processo de desinfecção ou esterilização. Podem-se utilizar escovas (substituídas regularmente), ultrassom e soluções detergentes enzimáticas.

ESTERILIZAÇÃO

Completa eliminação de todas as formas de vida, a qual pode ser **química** ou **física**. Os principais métodos utilizados na odontologia são esterilização a calor, esterilização por irradiação de raios X ou gama e esterilização química.

Esterilização a calor: elimina os microrganismos por meio da desnaturação das proteínas, que gera a quebra da fita de DNA e a dissociação da membrana lipídica. Em geral, células vegetativas de bactérias, fungos e vírus durante a esterilização com temperaturas entre 60 e 80° C morrem em poucos minutos. As formas bacterianas de esporos são mais resistentes ao calor, necessitando de uma esterilização com temperaturas mais altas, em torno de 120° C. Essa esterilização pode ser por calor úmido e por calor seco (Tabela 10.1).

TABELA 10.1 – **Esterilização por calor úmido X esterilização por calor seco**

ESTERILIZAÇÃO	TEMPERATURA	TEMPO	MATERIAIS	EFICIÊNCIA E INDICAÇÃO	APARELHO
Calor úmido	121-132° C	Mínimo: 15 min	Materiais odontológicos, líquidos, plásticos, papéis Exceção: metais corrosivos	Presença de água: maior eficiência de esterilização. Mais indicada	Autoclave
Calor seco	160-180° C	1-2 h	Materiais odontológicos Exceção: líquidos, plásticos	Baixa penetração do calor. Ausência de água: reduz a taxa de desnaturação de proteínas	Estufa

Outra forma de esterilização é irradiação. Esta não é tão comum na prática clínica devido à necessidade de equipamentos de alto custo, mas é muito utilizada por empresas que fornecem os produtos odontológicos descartáveis.

Esterilização por irradiação de raios X ou gama: quebram-se as ligações químicas e ionizam-se as moléculas. Em seguida, os radicais livres liberados causam danos ao DNA do microrganismo, levando subsequentemente à morte microbiana.

Esterilização química: utilizam-se os mesmos princípios ativos utilizados para desinfecção, entretanto com tempo e concentrações diferentes. As substâncias mais utilizadas são:

- Óxido de etileno: gás de alquilação que gera a desnaturação de proteínas. Apesar de não necessitar de água, precisa de um tempo mínimo de exposição de 3 horas. O material esterilizado não deve ser utilizado por pelo menos 24 horas para permitir a evaporação do gás. Não é utilizado na prática clínica odontológica, serve apenas para a esterilização de materiais cirúrgicos como os plásticos, que não podem ser esterilizados por calor.

- Formaldeído: agente alquilante que só é efetivo em altas concentrações e durante longos períodos (cerca de 8 horas). Muitas vezes, resquícios desse produto em superfícies podem gerar irritação na pele.

- Peróxido de hidrogênio: tem ação esterilizante em concentrações que variam de 10 a 25%. A inovação mais recente é um gás de plasma de peróxido de hidrogênio utilizado como vaporização. Por meio de radiofrequência, o vapor de peróxido de hidrogênio é transformado em um plasma de gás de baixas temperaturas que gera radicais livres e danifica o DNA do microrganismo.

Vapor químico: utiliza uma combinação de formaldeído, álcool e acetona a uma temperatura entre 127 e 132° C durante cerca de 30 minutos. É mais rápido do que a esterilização a seco e necessita de adequada ventilação para remover gases liberados quando a câmara for aberta.

DESINFECÇÃO

A desinfecção pode ser física ou química. Entretanto, os métodos mais utilizados na odontologia são os de **origem química**, como álcool etílico, hipoclorito de sódio, compostos iodados e glutaraldeído.

Compostos à base de fenol: levam à morte microbiana por meio da ruptura da membrana lipídica e são pouco ativos contra esporos e vírus que não possuem envelope. Possuem ação contra micobactérias em virtude do elevado conteúdo lipídico presente na parede celular desse microrganismo. Sua atividade pode ser aumentada pela emulsificação em detergentes, o que melhora a solubilidade e a penetração. São eficazes em presença de matéria orgânica. A desinfecção é feita mediante imersão por 30 minutos ou exposição de superfícies por 10 minutos. São utilizados para desinfecção de superfícies.

ÁLCOOL: É um dos principais métodos de desinfecção de alto nível utilizados tanto em laboratórios como na prática clínica para desinfecção de superfícies. Os álcoois mais usados são os etílicos e os isopropílicos. São capazes de romper a membrana lipídica e desnaturar proteínas. Quando acrescidos de água (em torno de 70% de álcool), possuem melhor ação de desnaturar proteínas; entretanto, uma concentração abaixo de 50% pode diminuir a sua atividade. O álcool possui ação bactericida contra bactérias vegetativas, alguns

---

Desinfecção

É a redução ou a remoção dos fatores de virulência dos patógenos, sem necessariamente atingir os esporos. A eficiência da desinfecção leva em consideração a quantidade de microrganismos, a matéria orgânica presente e o tipo de superfície a ser tratada.

fungos e vírus encapsulados, mas é facilmente inativado pela matéria orgânica. Em alguns casos, é considerado bacteriostático, por inibir a produção de metabólitos essenciais para a divisão celular. Por causa de sua rápida evaporação, dificulta a exposição prolongada com o material a ser desinfectado, sendo necessária a de imersão do produto na solução de álcool. É indicado para a desinfecção de superfícies e artigos que não toleram outros tipos de desinfecção ou esterilização.

> **LEMBRETE**
> O álcool possui baixa toxicidade, rápida ação e baixo custo, mas provoca o ressecamento da pele.

ALDEÍDOS: Um dos seus principais derivados é o glutaraldeído, comumente utilizado para a desinfecção de instrumentais em consultórios odontológicos (concentração ideal de 2%). Os aldeídos são capazes de inativar proteínas e danificar DNA e RNA. Possuem ação contra bactérias e vírus, mas, para agir contra esporos, necessitam de pH alcalino. O glutaraldeído é facilmente inativado pela matéria orgânica, possui baixa corrosividade e promove a desinfecção por imersão durante 20 minutos. É utilizado para desinfecção de artigos metálicos, plásticos e borracha, sendo considerado tóxico para os tecidos. Como substituto existe o ácido peracético (ácido acético + peróxido de hidrogênio).

COMPOSTOS BICLORADOS: Dentre eles, destacam-se os hipocloritos, muito utilizados na prática odontológica. Possuem amplo espectro de ação e baixo custo. São capazes de desnaturar proteínas e inativar o ácido nucleico dentro das células. Possuem ação contra algumas bactérias, vírus e fungos. São utilizados para a desinfecção de superfícies.

> **LEMBRETE**
> Antissepsia é a utilização de produtos (microbicidas ou microbiostáticos) sobre a pele ou a mucosa com o objetivo de reduzir os microrganismos em sua superfície. Engloba todas as medidas adotadas sobre o paciente para evitar uma infecção cruzada.

PERÓXIDO DE HIDROGÊNIO: Possui ação contra bactérias, fungos, esporos e alguns vírus. Produz radicais livres que destroem a membrana lipídica, danificam o DNA e lesionam outros componentes essenciais à vida dos microrganismos. É utilizado como desinfetante na concentração de 3%, mas a sua atividade é inferior à do glutaraldeído. É utilizado para desinfecção de superfícies.

ÁCIDO PERACÉTICO: (ácido acético + peróxido de hidrogênio): Utilizado como substituto ao glutaraldeído em concentrações que variam de 0,001 a 0,35%. É capaz de desnaturar proteínas e romper a parede celular bacteriana. Possui atividade contra bactérias, fungos, vírus e esporos. É atóxico e biodegradável. Possui rápida ação na concentração de 0,2% e promove a desinfecção por imersão durante 10 minutos.

USO SISTÊMICO DE ANTIMICROBIANOS

Para a correta escolha de um antimicrobiano, deve-se levar em consideração a origem da infecção que se deseja tratar, as características microbiológicas (sensibilidade e resistência) e o histórico de alergia a um determinado fármaco relatado pelo paciente (Tab. 10.2).

TABELA 10.2 – Prescrição terapêutica *versus* profilática

PRESCRIÇÃO	MOMENTO	FINALIDADE	EFEITOS COLATERAIS
Terapêutica	Após a instalação de uma infecção	Controle da infecção	Distúrbios gastrintestinais; vômitos, diarreia; choque anafilático e desenvolvimento de resistência bacteriana
Profilática	Previamente a uma intervenção odontológica	Prevenção de endocardite bacteriana e disseminação dos microrganismos para a corrente sanguínea	

Considerando que as principais infecções que acometem a cavidade bucal são causadas por uma variedade de microrganismos, a maior parte delas necessita de muito mais de uma intervenção para desorganizar o biofilme bacteriano não sendo suficiente a simples administração de antibióticos sistêmicos.

As **indicações** da administração terapêutica de antimicrobianos sistêmicos são as seguintes:

- infecções agudas do periodonto (casos graves);
- recorrência de infecções;
- infecções orais acompanhadas de disseminação sistêmica;
- gengivite ulcerativa necrosante (GUN);
- pericoronarite.

Os **principais antimicrobianos** utilizados na odontologia são descritos a seguir. Eles se enquadram em quatro grupos distintos:

- antibióticos betalactâmicos;
- macrolídeos;
- tetraciclinas;
- lincosamidas.

> **LEMBRETE**
>
> Nos casos de profilaxia da endocardite bacteriana, recomenda-se realizar consultas a cada 15 dias para evitar a resistência dos microrganismos em intervenções sequenciais.

GRUPO DOS ANTIBIÓTICOS BETALACTÂMICOS

Os antibióticos betalactâmicos possuem um anel betalactâmico, diferindo apenas nas estruturas que se ligam ao anel. Sua principal característica é a capacidade de atrair enzimas que realizam a ligação aos peptidoglicanos (presentes na membrana bacteriana).

Em alguns casos, as bactérias podem se tornar resistentes por possuírem betalactamases que destroem o anel betalactâmico. Com isso, novos medicamentos foram formulados com a adição de inibidores dessas enzimas.

Dentro do grupo dos betalactâmicos, os principais antimicrobianos são as **penicilinas**. A penicilina é o antibiótico mais utilizado na odontologia, considerado padrão-ouro. É bactericida com amplo espectro de ação, atuando em cocos e bacilos Gram-positivos e Gram-negativos, aeróbios e anaeróbios, além de espiroquetas e no biofilme dental, exigindo, porém, que a bactéria esteja na fase de proliferação celular.

> **LEMBRETE**
>
> O antibiótico betalactâmico interrompe a síntese e a formação adequada da parede bacteriana (responsável por conferir resistência às bactérias em meios com diferenças de osmolaridade), o que resulta na lise bacteriana (ação bactericida). Esse antibiótico também consegue destruir a parede de bactérias já existentes. Sua desvantagem é não possuir ação contra microrganismos desprovidos de parede celular, como as micobactérias.

Considerando a suscetibilidade da microbiota oral, justifica-se o uso predominante das penicilinas e das amoxicilinas nas infecções de origem odontogênica. Por possuírem baixa toxicidade, permitem ampla faixa de dosagem, a qual deve ser levada em consideração em relação ao grau do processo infeccioso (Tab. 10.3).

TABELA 10.3 – Principais antibióticos do grupo das penicilinas utilizados em odontologia

Antibiótico	Indicação	Administração – via oral	Características	Intervalos de administração	Duração
Amoxicilina	O mais utilizado para as infecções orais. Facilidade de administração	Adultos 250-500 mg	Amplo espectro de ação	8h	5-7 dias
		500-1.000 mg		12h	
		Crianças 125-250 mg	Produção de níveis séricos elevados	8h	
Inibidores betalactamases	Infecções odontogênicas resistentes à amoxicilina	Adultos 250-500 mg	Maior espectro de ação sobre as penicilinases	8h	7-10 dias
		Crianças 20-40 mg/kg/dia		8h	

POSOLOGIA: A amoxicilina também é indicada como profilaxia antibiótica para endocardite bacteriana em pacientes não alérgicos à penicilina. A dose de administração recomendada é de 2 g para adultos e 50 mg/kg para crianças, 1 hora antes do procedimento. Devem-se realizar consultas com intervalo de 15 dias quando for necessário tratamento sequencial.

GRUPO DOS MACROLÍDEOS

Alguns pacientes podem ser **alérgicos à penicilina**, e isso depende da sensibilidade de cada indivíduo. Para esses pacientes, devemos lançar mão de outros tipos de antibióticos que não sejam do grupo das penicilinas, como os antibióticos do grupo dos macrolídeos. No entanto, em virtude do crescente número de microrganismos resistentes a essa classe de antibióticos, seu uso tem diminuído.

Os microrganismos atingidos por essa classe de antimicrobianos são semelhantes aos atingidos pela penicilina. Os macrolídeos possuem a capacidade de inibir a síntese proteica dependente de RNA da bactéria, o que os caracteriza como **bacteriostáticos**. Podem atingir altos níveis plasmáticos e teciduais e, dependendo do tipo de microrganismo envolvido, podem ser considerados bactericidas.

São muito utilizados no tratamento de infecções orofaciais de leves a moderadas em pacientes alérgicos à penicilina, por seu amplo espectro de ação e sua capacidade de penetração nos tecidos (Tab. 10.4).

TABELA 10.4 – Principais antibióticos pertencentes ao grupo dos macrolídeos

Antibiótico	Indicação	Administração – via oral	Características	Intervalos de administração	Duração
Eritromicina	Pacientes alérgicos a penicilina	Adultos 250-500 mg	Amplo espectro de ação	6h	7 a 10 dias
		500-1.000 mg		12h	
		Crianças 125-250 mg		6h	
Azitromicina	Infecções orais causadas por bactérias anaeróbias (periodontite e abscessos periapicais)	Adultos 500-1.000 mg	Amplo espectro de ação Produção de níveis séricos elevados Ação bactericida	24h	5 dias
		Crianças 10 mg/kg/dia		24h	

POSOLOGIA: A azitromicina possui maior estabilidade em meios ácidos, melhor disponibilidade por via oral e maior duração do efeito do tratamento quando comparada à eritromicina. Permanece em concentrações ótimas nos tecidos por tempo prolongado. Para a prevenção da endocardite bacteriana em pacientes alérgicos à penicilina, a sua prescrição é de única dose de 500 mg para adultos ou 15 mg/kg para crianças, 1 hora antes do ato operatório.

GRUPO DAS TETRACICLINAS

As tetraciclinas são consideradas antimicrobianos bacteriostáticos, e seus principais representantes são cloridrato de tetraciclina, **doxiciclina** e minociclina. Possuem amplo espectro de ação, inibem a síntese proteica bacteriana e têm ação contra a maior parte de bactérias, micoplasmas e espiroquetas.

Dentre os seus representantes, o mais utilizado na odontologia atualmente é a doxiciclina, por ser mais lipossolúvel, ter maior absorção por via oral e apresentar ação mais rápida com maior intervalo entre as doses de administração.

As tetraciclinas são primordialmente utilizadas por via oral para o tratamento das infecções odontogênicas.

POSOLOGIA: A tetraciclina possui dose que varia de 1 a 2 g, com intervalo de 6 horas e duração de tratamento de 7 a 10 dias. Já a minociclina e a doxiciclina possuem dose de administração de 100 a 200 mg, com intervalo de 12 a 24 horas e duração de tratamento de 7 a 10 dias. Não são utilizadas em crianças.

LEMBRETE

Devido ao seu uso abusivo, houve aumento no número de microrganismos resistentes ao grupo das tetraciclinas.

GRUPO DA LINCOSAMIDA

Devido ao alto índice de microrganismos resistentes aos antibióticos do grupo dos macrolídeos e das tetraciclinas, uma nova classe de antimicrobianos tem sido utilizada, composta principalmente por clindamicina e metronidazol.

LEMBRETE

A resistência aos antibióticos do grupo da lincosamida ocorre lentamente, em razão das mutações nos ribossomos bacterianos.

A **clindamicina** é um antibiótico do grupo da lincosamida que, apesar de possuir estrutura diferente, apresenta ação semelhante à dos antibióticos do grupo dos macrolídeos. Atua contra a maior parte dos patógenos orais e é capaz de inibir a síntese proteica bacteriana. Pode ser bactericida ou bacteriostática, de acordo com a dose empregada, o tamanho do inóculo e o tipo de microrganismo a ser atingido.

A clindamicina é muito utilizada como alternativa aos pacientes alérgicos à penicilina para tratamento das infecções odontogênicas e profilaxia da endocardite bacteriana. Para o tratamento de crianças alérgicas à penicilina, a clindamicina é bem aceita quando comparada à azitromicina.

POSOLOGIA: A clindamicina possui boa distribuição tecidual e é efetiva para a maior parte dos tecidos, ossos e saliva. Para tratamento das infecções de origem odontogênica em adultos, sua administração por via oral varia de 150 a 450 mg, administrados a cada 6 horas, durante 7 a 10 dias. Em crianças, utilizam-se 10 a 15mg/kg/dia a cada 6 horas durante o mesmo período. No caso de profilaxia da endocardite, é administrada uma dose única de 600 mg, 1 hora antes do procedimento.

O **metronidazol** é um agente imidazólico sintético, com ação bactericida e antiprotozoária, considerado outra opção de tratamento ao pacientes alérgicos à penicilina. Em razão de seu baixo peso molecular, penetra nas células bacterianas por difusão e produz radicais livres, os quais danificam o DNA e consequentemente levam à morte celular bacteriana. Vale lembrar que esses eventos ocorrem independentemente da divisão celular bacteriana.

LEMBRETE

O metronidazol é ativo contra microrganismos anaeróbios obrigatórios, microaerófilos e protozoários, mas não é ativo contra cocos aeróbios Gram-positivos.

As **indicações** do metronidazol baseiam-se em seu espectro de ação. Por ser efetivo contra bactérias anaeróbias, é muito indicado no tratamento de infecções periodontais. Não possui ação contra microrganismos aeróbios; portanto, não é muito indicado para o tratamento de infecções odontogênicas em geral.

Com exceção da GUN e da periodontite (causadas por microrganismos anaeróbios), a maioria das infecções odontogênicas é de origem mista, ou seja, causada por microrganismos aeróbios e anaeróbios. Por isso, o metronidazol é administrado associado a outro antimicrobiano, como a amoxicilina. Mediante sua **associação com outros antibióticos** (amoxicilina), além da GUN e da periodontite, o metronidazol pode ser indicado para o tratamento de outras infecções de origem odontogênica.

CONTRAINDICAÇÃO: Em geral, o metronidazol é rapidamente absorvido pelo organismo e bem tolerado. Entretanto, por atravessar a placenta, seu uso não é recomendado durante a gestação e a amamentação.

ATENÇÃO

Com a ação dos antibióticos, espera-se a melhora do estado de saúde geral do paciente, a diminuição da febre e o desaparecimento das adenopatias e dos sinais inflamatórios locais e sistêmicos.

POSOLOGIA: Para o tratamento de infecções odontogênicas causadas por microrganismo anaeróbio, recomenda-se metronidazol em dose de 500 mg por via oral a cada 6 a 8 horas durante 7 a 10 dias. Para o tratamento de periodontites, sua dose de administração por via oral, associado à amoxicilina, é de 250 mg de cada antimicrobiano, administrados a cada 8 horas durante 7 a 10 dias.

USO LOCAL DE ANTIMICROBIANOS

A remoção mecânica do biofilme dental é a melhor opção para o controle de doenças bucais. Contudo, em pacientes com dificuldades em adquirir um bom controle mecânico, seja por limitações motoras, psicológicas, desmotivação ou comprometimento sistêmico, em momentos pré e pós-cirúrgicos, as soluções antimicrobianas tornam-se uma opção. A escolha de um antimicrobiano deve levar em consideração alguns pontos, expostos no Quadro 10.2.

QUADRO 10.2 – Propriedades dos antimicrobianos

Propriedades	Características
Segurança	Efeitos colaterais mínimos e conhecidos
	Segurança comprovada
Permeabilidade nos tecidos	Baixa permeabilidade para evitar efeitos sistêmicos
Especificidade	Afetar o mínimo possível a microbiota residente para evitar a proliferação de microrganismos oportunistas
Substantividade	Elevada
	A maior retentividade nos tecidos bucais prolonga o efeito da solução

CLOREXIDINA

A clorexidina é um antimicrobiano bisguanida catiônico utilizado e pesquisado na odontologia há mais de 30 anos. Aprovada pela American Dental Association (ADA) para a prevenção da formação do biofilme dental e da gengivite, é considerada padrão-ouro como antimicrobiano de escolha. O bochecho com clorexidina a 0,12% tem o poder imediato de redução de microrganismos em cerca de 90%. O efeito pode ocorrer de 30 segundos a 1 hora depois de sua administração, mas até 7 horas após o bochecho são observadas suas propriedades antimicrobianas.

O **mecanismo de ação** acontece por sua forte ligação com as membranas das células bacterianas. Em baixa concentração, a clorexidina aumenta a permeabilidade, produzindo a perda de componentes intracelulares; em alta concentração, causa a precipitação do citoplasma e a morte celular bacteriana.

A clorexidina adsorve imediatamente às superfícies presentes na boca e possui liberação lenta, produzindo efeito prolongado. Substâncias aniônicas presentes no creme dental, como o lauril sulfato de sódio, inibem a atividade da clorexidina. O uso oral produz diversos efeitos colaterais, como manchamento de dentes, restaurações e língua, perturbação do paladar, erosão da mucosa oral e estímulo à formação do cálculo dentário.

SAIBA MAIS

Diferentes estudos compararam a eficácia da clorexidina a 0,12 e a 0,2%. Não foram observadas diferenças nas concentrações tanto para o controle de biofilme dental quanto para o controle da gengivite. O uso na concentração de 2% apresentou resultados satisfatórios no controle do biofilme dental, mas na prática clínica essa diferença não apresenta relevância.

TRICLOSANA

O uso de triclosana nos cremes dentais iniciou-se em 1985, e desde então este é o ingrediente ativo de diversas formulações para a higiene oral. Derivada do fenol não iônico, possui baixa toxicidade. Não possui efeitos colaterais comprovados e é compatível com os princípios ativos presentes nos cremes dentais, por isso seu uso é frequente em dentifrícios e soluções para bochechos.

O efeito antimicrobiano é de amplo espectro com a desorganização da membrana celular bacteriana, inibindo seu funcionamento enzimático. Em baixas concentrações, adsorve a porção lipídica do microrganismo produzindo modificação no transporte celular, o que interfere no metabolismo e na reprodução celular.

A triclosana sozinha possui modesto efeito antibiofilme, mas este pode ser melhorado com a combinação de citrato de zinco (que potencializa a ação antimicrobiana) e um copolímero (aumenta a retenção oral). Cremes dentais com triclosana e copolímero reduzem a microbiota por até 5 horas. A triclosana com o copolímero tem ainda efeito anticálculo; quando associado ao flúor, tem efeito anticárie. Os dentifrícios que contêm triclosana e suas associações têm melhor eficácia no controle da microbiota oral.

COMPONENTES QUATERNÁRIOS DO AMÔNIO

SAIBA MAIS

Mesmo com seu menor potencial de ação antimicrobiana, o cloreto de cetilpiridínio pode ser utilizado como adjuvante na higiene oral de pacientes com pouca destreza manual e na prevenção de inflamação gengival. A sua eficácia é mais bem observada na prevenção da formação do biofilme dental e do aparecimento da inflamação gengival em pacientes saudáveis e com saúde gengival de boa a moderada. As evidências quanto ao benefício para a gengivite instalada são duvidosas, sendo necessários mais estudos que avaliem sua eficácia.

O componente mais utilizado desse grupo é o cloreto de cetilpiridínio, um agente catiônico tenso-ativo com amplo espectro de ação, produzindo morte rápida das bactérias Gram-positivas. Seu mecanismo de ação ocorre pela interrupção da função da membrana, promovendo o vazamento do material citoplasmático e o colapso do equilíbrio bacteriano.

Os antissépticos catiônicos são inativados na presença de monofluorfosfato de sódio e lauril sulfato de sódio; contudo, trabalhos clínicos não revelaram diminuição da ação do cloreto de cetilpiridínio após uso de dentifrícios. Acredita-se que o bochecho com água logo após a escovação contribua para a remoção de resíduos e aumente a eficácia do antisséptico.

O **cloreto de cetilpiridínio** possui baixa substantividade e atividade residual na saliva de 90 minutos (são 7 horas com a clorexidina). A sua eficácia pode melhorar quando se aumenta a frequência do uso do enxaguatório para duas vezes ao dia, mas isso também aumenta os efeitos colaterais, como coloração dos dentes e língua, ulcerações e sensação de queimação, que são menos severos do que os provocados pela clorexidina.

PRODUTOS NATURAIS

Os produtos naturais e seus derivados têm sido uma fonte inovadora de agentes terapêuticos que podem ser utilizados para interferir na formação do biofilme dental. Em comparação com os demais agentes químicos responsáveis pelo controle na formação do biofilme, a vantagem dos produtos naturais se deve ao fato de estes atuarem apenas sobre os fatores de virulência das bactérias. Com isso, há uma reduzida pressão de seleção (que ocorreria pela resistência microbiana a tais agentes), o que evita alterações dramáticas na microbiota do biofilme.

Alguns produtos naturais são promissores para o controle do desenvolvimento de biofilme dental cariogênico, como própolis e chá-verde (Camellia sinensis).

PRÓPOLIS: É uma substância resinosa coletada de abelhas *Apis mellifera*. Estudos têm sugerido uma redução no índice de formação de biofilme dental e também de quantidade de polissacarídeos extracelulares insolúveis na matriz do biofilme em indivíduos que utilizaram enxaguatório contendo própolis. Um flavonoide (apigenina) extraído do própolis conseguiu inibir a enzima glicosiltransferase de *S. mutans* e apresentar efeito cariostático quando usado em modelo de cárie em animal.

CHÁ-VERDE (CAMELLIA SINENSIS): Um extrato denominado epigalocatequina galato foi capaz de inibir a atividade da enzima lactato desidrogenase. Essa enzima está presente na via glicolítica das bactérias (convertendo açúcares em produtos ácidos), o que pode resultar em menor produção de ácidos pelo biofilme dental.

> **LEMBRETE**
> Apesar de os produtos naturais demonstrarem resultados promissores, ainda faltam estudos para avaliá-los sob condições clinicamente relevantes.

ÓLEOS ESSENCIAIS

Os óleos essenciais são constituídos por uma combinação de timol e eucaliptol misturados com mentol e metil salicilato como veículo hidroalcoólico. O mecanismo de ação é complexo. Em altas concentrações, há o rompimento da parede celular e a precipitação de proteínas; em concentrações menores, são capazes de inativar enzimas essenciais às bactérias.

Esses óleos penetram no biofilme dental exercendo atividade bactericida por meio da a diminuição da carga bacteriana, com consequente diminuição da massa de bactérias. O biofilme acaba perdendo parte de sua patogenicidade, por isso o uso regular dos óleos essenciais possui bom efeito no controle do biofilme e da gengivite. O uso por longo prazo tem demonstrado segurança, além de ausência de resistência antimicrobiana e de efeitos colaterais desagradáveis, como gosto e pigmentação das superfícies.

> **LEMBRETE**
> Alguns óleos essenciais são promissores para o controle do desenvolvimento de biofilme dental cariogênico, inibindo a formação de biofilme por *S. mutans*. Exemplos desses compostos são o terpineno e a piperitona, extraídos do alecrim (*Rosmarinus officinalis*) e da hortelã (*Mentha piperita*). O bacupari (*Rheedia gardneriana*) é uma planta nativa da região Amazônica. O composto 7-epiclusianona extraído dessa planta apresenta atividade inibitória de glicosiltransferases e de F-ATPase de *S. mutans*.

11

Ação antimicrobiana dos materiais restauradores

WEBER ADAD RICCI
HÉRICA ADAD RICCI
CARLOS ALBERTO DE SOUZA COSTA
JOSIMERI HEBLING

OBJETIVOS DE APRENDIZAGEM

- Conhecer a tríade de sucesso do procedimento restaurador
- Classificar os diferentes tipos de materiais odontológicos
- Conhecer a ação antimicrobiana de diferentes materiais restauradores

Agente antimicrobiano

Denomina-se agente antimicrobiano qualquer substância que impeça o crescimento, o desenvolvimento ou a agregação de microrganismos em um determinado substrato.

LEMBRETE

A associação de materiais adesivos e potencialmente antimicrobianos constitui uma alternativa promissora na tríade saúde, função e estética para o sucesso restaurador (Fig. 11.1).

A Organização Mundial da Saúde classifica a cárie como uma doença a ser combatida em saúde pública. Estudos epidemiológicos apresentam uma incidência de cárie e doenças periodontais em aproximadamente **95% da população geral**.[1] Seu desenvolvimento está associado a uma etiologia multifatorial em que a microbiota desempenha um importante papel.[1]

Diversos estudos apresentam especificidade bacteriana para a doença cárie. A espécie em destaque é o *S. mutans*. Termos como "mutansmilionários" são encontrados na literatura para descrever um determinado grupo populacional com alto risco à doença.

Postula-se na área médica que o combate a uma doença já instalada implica uma **ação direta no agente etiológico**. Nesse sentido, estudos atuais têm proposto o desenvolvimento de uma classe de materiais denominada **materiais bioativos e antimicrobianos**.[2] Esses materiais deveriam ter como características gerais propriedades mecânicas satisfatórias à demanda funcional e propriedades terapêuticas de controle de microbiota e interação com o substrato.[2-3] Assim, compostos antimicrobianos têm ganhado destaque na prática odontológica contemporânea.

Ao longo do tempo, inúmeras pesquisas aprofundaram o conhecimento sobre o mecanismo de ação e principalmente a concentração adequada de agentes que, em doses elevadas, podem ser letais ao ser humano, mas que em doses calculadas desempenham uma ação terapêutica. Os trabalhos atuais discutem os mecanismos de ação desses produtos para os diferentes materiais disponíveis no mercado.[2]

Para tal, os materiais são considerados **veículos carreadores dessas substâncias**, os quais devem apresentar idealmente as características de compatibilidade com o agente ativo e adequada biodisponibilidade no local de ação, além de boa aceitação por parte do paciente.

Os veículos mais utilizados são colutórios, dentifrícios, géis, vernizes e gomas de mascar. Recentemente, tem-se introduzido o conceito de **dispositivos de depósito**, classe que designa a introdução dos agentes antimicrobianos em membranas, adesivos dentinários, resinas e cimentos.[2]

Atualmente, os procedimentos restauradores buscam atuar de maneira ultraconservadora. Técnicas intervencionistas preconizadas no tratamento da lesão cariosa têm dado lugar a técnicas de remoção tecidual seletiva, terapias químicas, controles biológicos e até mesmo ações imunológicas, como a pesquisa por vacinas. Entretanto, quando a incorporação de materiais artificiais se faz necessária na reposição tecidual do elemento dental, os clínicos se deparam com um problema que é responsável por 75% das trocas dos procedimentos restauradores: a infiltração marginal (Fig. 11.2).

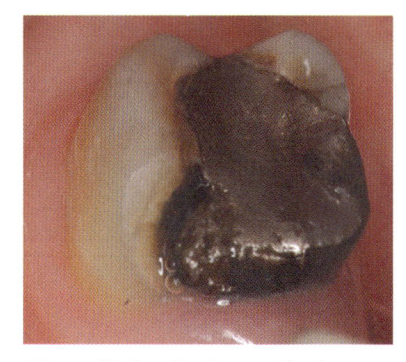

Figura 11.2 – Restauração de amálgama com ausência do selamento cavitário propiciando a infiltração de substâncias e microrganismos através da margem.

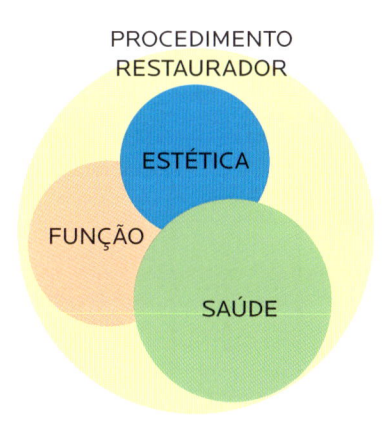

Figura 11.1 – Tríade de sucesso do procedimento restaurador. A promoção de saúde dos tecidos é a prioridade no tratamento curativo.

O fenômeno da **infiltração marginal** ocorre em margens visivelmente desadaptadas e também na interface de sistemas adesivos com os materiais restauradores, mesmo na ausência visual dessa desadaptação. Isso implica contaminação microbiana, que contribui para a sensibilidade pós-operatória, lesões de cárie recorrentes, inflamação pulpar e até mesmo necrose. Esse evento era minimizado em restaurações de amálgama e coroas de aço, mesmo na ausência da adesão para esses materiais, pelo fato de apresentarem ação antimicrobiana. Porém, essa ausência de adesão torna inadequado o comportamento biomecânico desses materiais clássicos.

AÇÃO ANTIMICROBIANA DOS DIFERENTES MATERIAIS RESTAURADORES

A introdução de materiais restauradores na cavidade bucal devida aos tratamentos reabilitadores bucais pode promover uma alteração drástica da microbiota bucal. Características inerentes aos materiais são responsáveis diretos por esse desequilíbrio. Composição e inércia química, propriedades mecânicas e rugosidade superficial são aspectos importantes a serem considerados.

O envelhecimento promovido e acelerado pelos desafios ocorridos na cavidade bucal, como alteração de pH, ação enzimática, degradação hidrolítica, substâncias presentes na dieta e variações abruptas de temperatura, podem influenciar diretamente na ação bacteriana deletéria sobre os materiais e consequentemente sobre os tecidos bucais.

Como classificação primária, há três grupos originadores da gama de produtos odontológicos disponíveis atualmente: **polímeros, cerâmicas e metais**. A classificação dos diversos materiais nesses grupos está diretamente relacionada às suas propriedades e ao tipo de interação (ligação) química de suas moléculas (Fig. 11.3).

Um quarto grupo poderia ser descrito como **compósitos** (formado pela interação desses grupos). A seguir, serão discutidos os materiais pertencentes a cada um desses grupos com relação às estratégias de incorporação de produtos antimicrobianos neles.

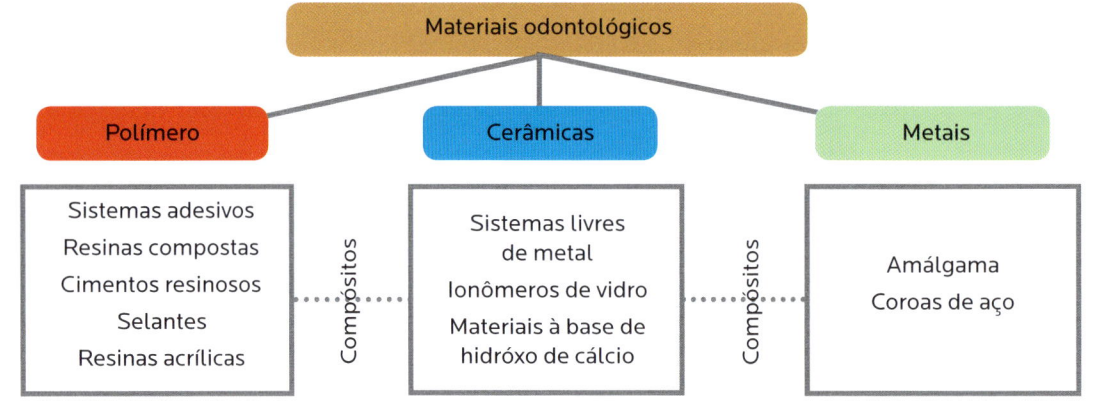

Figura 11.3 – Classificação dos materiais odontológicos.

Materiais odontológicos

- Polímero
  - Sistemas adesivos
  - Resinas compostas
  - Cimentos resinosos
  - Selantes
  - Resinas acrílicas
- Cerâmicas
  - Sistemas livres de metal
  - Ionômeros de vidro
  - Materiais à base de hidróxo de cálcio
- Metais
  - Amálgama
  - Coroas de aço

Compósitos

POLÍMEROS

SISTEMAS ADESIVOS

Os sistemas adesivos propiciaram uma revolução na prática odontológica. A possibilidade de aderir materiais restauradores ao substrato dental maximiza resultados funcionais, biológicos e estéticos. A interface adesiva promovida pela impregnação desses sistemas no esmalte ou na dentina é denominada **zona ou camada híbrida**.

Diferentemente de outros materiais restauradores, como o amálgama, esta interface implica embricamento mecânico e/ou químico, e não uma interface em que ocorre apenas um íntimo contato do material. Porém, estudos demonstraram ser possível a penetração de bactérias na junção, denominando esse fenômeno de **nanoinfiltração**. Assim, materiais antimicrobianos poderiam atuar de maneira terapêutica descontaminando essa área.[2]

Pesquisas atuais sobre adesivos buscam utilizar monômeros antimicrobianos na composição ou incorporar agentes com esse potencial.[4] Quanto a este último método, a preocupação é de que os agentes não interfiram nas propriedades mecânicas dos sistemas.[1] Materiais como o glutaraldeído têm apresentado resultados *in vitro* de ação antibacteriana (p. ex., o produto comercial Gluma, Hareus Kulzer, Alemanha).

Clorexidina

Seus efeitos antimicrobianos são bem conhecidos. Tem uma característica de substantividade, podendo ficar retida na dentina por até 8 semanas. Tem ação bactericida e também atua dificultando a agregação bacteriana sobre o substrato, consequentemente reduzindo a colonização. Estudos demonstraram que a incorporação da clorexidina aos materiais dentários não é prejudicial à resistência adesiva.[6]

Um monômero reconhecidamente com propriedades antimicrobianas é o 12-metacriloiloxidodecilpiridínio de brometo (p. ex., o produto comercial: Clearfil Protect Bond, Kuraray, Japão).[4] Apesar do fato de não haver estudos *in vivo*, nas análises *in vitro* ele demonstra um potencial inibitório para o desenvolvimento de cárie em razão de sua ação antimicrobiana. Seu efeito foi também constatado na avaliação da progressão *in vitro* de lesões de cárie em raízes, em que seu uso se mostrou eficaz.

Uma alternativa tem sido a incorporação de **partículas de prata**. Com o avanço da nanotecnologia, essas partículas podem ser trabalhadas nessa dimensão estrutural, permitindo uma adequada incorporação. Estudos têm demonstrado sua eficácia sem comprometer as propriedades mecânicas dos materiais.[3]

Outra estratégia de ação antimicrobiana para o uso de sistemas adesivos é a implementação de mais um passo no procedimento adesivo convencional, na etapa após o condicionamento ácido. O material de escolha é a **clorexidina a 2%**.[5] Após o condicionamento ácido e a lavagem abundante do substrato, a solução é aplicada por 60 segundos (Fig. 11.4).

> **LEMBRETE**
>
> Outro efeito benéfico da clorexidina é agir como inativadora de enzimas proteolíticas oriundas do próprio tecido dentinário após a etapa de condicionamento ácido. Essas enzimas são responsáveis pela degradação da interface adesiva ao longo do tempo.

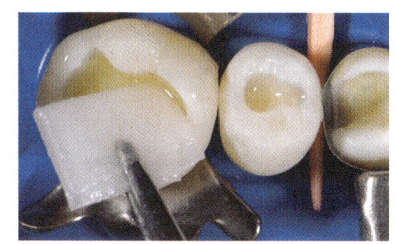

Figura 11.4 – Aplicação de clorexidina como etapa adicional durante os procedimentos adesivos.

RESINAS COMPOSTAS, CIMENTOS RESINOSOS E SELANTES

As **resinas compostas** estão entre os materiais de maior uso atualmente. Podem ser utilizadas na forma de massa fotopolimerizável ou mais fluidas em resinas de preenchimento (*flow*), selantes ou cimentos com reação de presa química, dual ou fotoiniciada.

Por não apresentarem ação antimicrobiana, é preciso incorporar antimicrobianos nas resinas compostas. Os materiais estudados têm sido flúor,[7] partículas de prata, polietilenoglicol, clorexidina, triclosana e monômeros antimicrobianos.[2]

Produtos resinosos utilizados como restauradores temporários já estão disponíveis no mercado com a presença de substâncias antimicrobianas. As resinas Systemp.inlay e Systemp.onlay (Ivoclar Vivadent, Schaan, Liechtenstein) apresentam uma concentração de 0,3% em peso do agente triclosana, sendo que tal medida lhes confere resultados antimicrobianos significativos, como demonstrado em trabalho de pesquisa.

Em relação à incorporação de **flúor** em materiais poliméricos, três medidas são consideradas:[7]

- adição de sais hidrossolúveis, como o fluoreto de sódio;
- partículas de carga com sistema de liberação de flúor;
- fluoretos ligados à matriz resinosa.

Um estudo comparativo do **potencial de resinas compostas** em inibir a atividade cariogênica demonstrou efetividade para materiais que promovem a liberação de flúor (Ariston pHc, Vivadent, Schaan, Liechtenstein) em relação a materiais compósitos que apenas apresentam o flúor em sua constituição sem o potencial liberador (Heliomolar, Vivadent, Schaan, Liechtenstein). Apesar de os resultados

> **ATENÇÃO**
>
> Sabe-se que as resinas tradicionais não apresentam ação antimicrobiana. Ao contrário, estudos têm fornecido evidências concretas de que subprodutos de resinas mal polimerizadas ou geradas por processos de biodegradação podem aumentar o potencial de virulência de microrganismos causadores da cárie por um aumento da taxa de crescimento destes.

serem menos efetivos do que os obtidos com um cimento ionomérico, o potencial demonstrado foi similar ao do amálgama. Questiona-se, porém, até que ponto a saída de elementos constituintes do produto não implicaria alteração das propriedades mecânicas da matriz.

Estudos com **selantes** constituídos por monômeros antimicrobianos também estão sendo conduzidos com excelentes resultados. Entretanto, a liberação desses componentes deve ser significativa para que a atividade antimicrobiana possa ser efetiva. Tal medida é de suma importância, pois os selantes são aplicados em uma área de alta contaminação microbiana, que são os sulcos e as cicatrículas.

RESINAS ACRÍLICAS

As resinas acrílicas são materiais altamente utilizados em procedimentos protéticos. Sua introdução na prática clínica revolucionou a reabilitação de pacientes parcialmente e totalmente edêntulos. Seu baixo custo e sua facilidade de uso são os responsáveis pela sua popularização.

> **ATENÇÃO**
>
> O uso contínuo de próteses sem períodos de descanso para as mucosas (no caso de próteses mucossuportadas) dificulta a ação das imunoglobulinas salivares na defesa dos tecidos orais. Pacientes devem ser orientados a retirar as próteses para dormir. Caso isso não seja possível pela presença de sinais e sintomas de disfunção temporomandibular, os pacientes devem fazê-lo por um período ao longo do dia. O panorama se agrava pelo fato de os usuários serem pacientes idosos, que apresentam deficiências nutricionais e de mecanismos de defesa imunológica.

Por serem materiais definitivos, seu uso é mais rotineiro em pacientes idosos. Nesses casos, a sua utilização em próteses totais, próteses parciais removíveis e próteses protocolo sobre implantes desempenha um desafio no controle da microbiota bucal.

A estabilidade química desses materiais é questionável e extremamente dependente da sua técnica de manipulação. Ao longo do tempo, materiais mal trabalhados tecnicamente e com higienização e cuidados deficientes tornam-se depósitos de substâncias advindas do processo alimentar e criam verdadeiros nichos de colonização microbiana.

Estudos têm procurado incorporar, na composição dessas resinas, produtos antimicrobianos que combatam principalmente o desenvolvimento da candidíase. Essa enfermidade promovida pelo fungo *C. albicans* é rotineiramente encontrada em pacientes usuários de próteses mucossuportadas. Em quadros mais graves, suas complicações podem acometer o sistema respiratório. Resultados promissores têm sido alcançados com a incorporação de partículas de prata e de clorexidina. Para este último, efeitos interessantes de liberação gradual foram conseguidos.[8]

CERÂMICAS

SISTEMAS LIVRES DE METAL (METAL FREE)

As cerâmicas odontológicas têm como característica vantajosa na ação antimicrobiana a sua **inércia química**. Estudos demonstram que a ação do biofilme induzida com *S. mutans* não afeta aspectos importantes da colonização microbiana (como a rugosidade superficial e as propriedades mecânicas) para essa classe de materiais.

Estudos têm procurado analisar a composição desses materiais por meio da criação de substâncias altamente biocompátiveis, como o "biovidro", mas sem uma ação antimicrobiana ainda comprovada. Outros vidros com a composição $ZnO-B_2O3-SiO_2 + Na_2O$ foram patenteados por apresentarem efeitos antibacterianos e por terem uso promissor quando incorporados como partículas ativas em materiais compósitos.

Como medida profilática, em áreas subgengivais, as cerâmicas com alto glaze (lisura e brilho da superfície) demonstraram redução da agregação de placa, sendo um fator importante na manutenção da saúde gengival (Figs. 11.5 e 11.6).

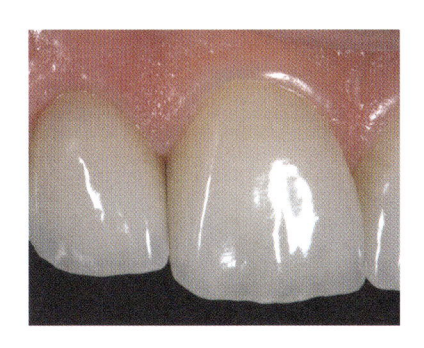

Figura 11.5 – Resposta gengival à instalação de facetas cerâmicas. A lisura de superfície propiciada pelo glaze dificulta a formação do biofilme e favorece a higienização.

IONÔMEROS DE VIDRO

Essa classe de materiais apresenta características muito especiais em virtude de sua adesão química ao substrato dentinário e de seu potencial em liberar flúor. Possui ainda a propriedade de recarregar o flúor quando utilizado em conjunto com outros produtos que o contenham, como dentifrícios e flúor tópico. Essa recarga de flúor pelos materiais ionoméricos pode contribuir para o controle da microbiota bucal.[7]

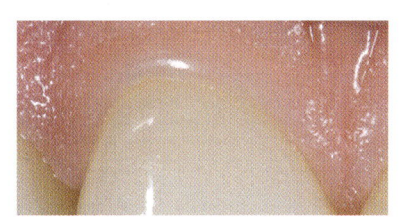

Figura 11.6 – Vista aproximada do tecido gengival no dente 11.

O flúor é reconhecidamente uma das mais importantes substâncias de uso na promoção de saúde bucal.[9] A ação antimicrobiana do flúor é creditada à inibição das enzimas glicolíticas. Tal conduta tem interferência direta na redução do processo de desmineralização do esmalte e na adesão microbiana sobre a superfície dentária.[9] No entanto, a literatura apresenta resultados contraditórios de avaliação *in vivo* na eficácia em combater a atividade cariogênica pelo uso de materiais que liberam flúor.[7]

Estudos do potencial antimicrobiano de cimentos ionoméricos também são contraditórios. Resultados efetivos foram demonstrados *in vitro* para o uso de materiais ionoméricos compósitos (ionômeros modificados por resina) como o Vitrebond (3M ESPE, Minnesota, Estados Unidos). A atividade antibacteriana de cimentos de ionômero de vidro pode ser melhorada pelo uso de outros componentes químicos, como sulfato de zinco. Foi demonstrado que a adição de 5% de sulfato de zinco em produtos ionoméricos aumentou significativamente a inibição do crescimento de *Streptococcus*, sem interferir nas propriedades mecânicas desses produtos.[9]

O **zinco** é um dos componentes presentes nas partículas de vidro do Vitrebond (3M ESPE, Minnesota, Estados Unidos) que pode ser responsável pela sua maior atividade antibacteriana. Em contrapartida, as características antimicrobianas do flúor liberado pelos cimentos ionoméricos convencionais são limitadas.[9] Dessa maneira, a indicação desses materiais se dá principalmente por sua ação remineralizadora e seu alto grau de biocompatibilidade.

LEMBRETE

Um controle eficaz da doença cárie em crianças pode ser obtido por meio de programas de promoção de saúde bucal, demonstrando a importância das medidas preventivas de higiene bucal no controle cariogênico.

MATERIAIS À BASE DE HIDRÓXIDO DE CÁLCIO

Os materiais à base de hidróxido de cálcio são amplamente utilizados em várias modalidades de tratamento na odontologia, como forração de cavidade, capeamento pulpar direto, medicação intracanal, cimentos endodônticos, cimentação provisória de próteses e complicações radiculares (fratura, reabsorção, perfurações).

Tal emprego baseia-se em duas expressivas propriedades enzimáticas do hidróxido de cálcio. A primeira refere-se à capacidade desse material em **inibir a atividade enzimática** das bactérias, ação resultante da desnaturação proteica e dos danos ao DNA e às membranas citoplasmáticas, em razão do seu elevado pH (aproximadamente 12,6), gerando assim um efeito antimicrobiano.

A segunda propriedade consiste em **ativar enzimas teciduais**, como a fosfatase alcalina, também a partir de seu elevado pH. Essa enzima auxilia na liberação os íons fosfato que vão reagir com os íons cálcio (oriundos da corrente sanguínea) para formar um precipitado na matriz orgânica, o fosfato de cálcio, que é a unidade molecular da hidroxiapatita. Assim, o hidróxido de cálcio conduz ao efeito mineralizador por estimular a deposição de minerais e consequentemente a neoformação de dentina reparadora e reacional.

Além disso, essa barreira protege o tecido pulpar contra os estímulos termoelétricos e a ação de agentes tóxicos de alguns materiais restauradores. Isso justifica seu uso para forramento de cavidades extremamente profundas, onde a polpa pode ser vista por translucidez, supondo-se a possibilidade de microexposição não detectável clinicamente ou mesmo em determinadas situações de exposição pulpar.

Diversas são as formas de apresentação do hidróxido de cálcio: pó, solução, suspensão, pasta e cimentos. Essas formas diferem quanto a algumas propriedades físicas e mecânicas, como resistência à compressão, permeabilidade e solubilidade. Quanto às propriedades biológicas, o hidróxido de cálcio apresenta-se como um material biocompatível por não promover alterações histopatológicas no tecido pulpar, além de criar um ambiente favorável para a reparação tecidual.[10]

METAIS

AMÁLGAMA DE PRATA

O amálgama foi, por muitos anos, o material de eleição para a restauração de cavidades preparadas em dentes posteriores. Sua grande aceitação por parte dos clínicos se deve a fatores como facilidade de uso e técnica de aplicação, baixo custo e propriedades mecânicas inerentes ao material. Seu potencial bactericida também é comprovado, especialmente nas ligas ricas em cobre.

A **prata**, presente em sua constituição, é utilizada atualmente nos estudos de incorporação em outros materiais, pela sua reconhecida ação antimicrobiana.[3] No entanto, na era adesiva, tal material tem perdido espaço por apresentar características limitadas em relação à estética e às propriedades biomecânicas do conjunto dente/restauração (Fig. 11.7). Seu uso ainda é questionável quanto a potenciais efeitos adversos à saúde geral por apresentar **mercúrio** em sua composição. Paulatinamente, esse material tem sido substituído por outros que permitam uma atuação biomimética (comportamento similar aos tecidos dentários naturais).

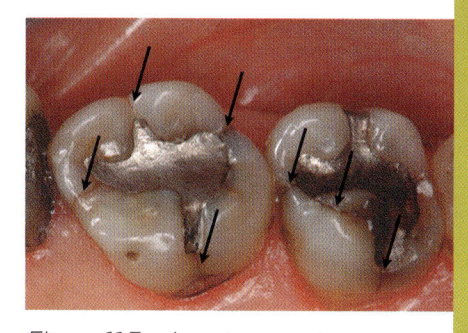

Figura 11.7 – As setas apontam as trincas no dente em razão da restauração de amálgama. Seu efeito sobre os tecidos adjacentes é catastrófico.

COROAS DE AÇO

Essa modalidade restauradora, utilizada principalmente em **odontopediatria**, demonstra efeitos positivos no controle da microbiota bucal. Estudos comparativos *in vivo* da população de *S. mutans* em crianças reabilitadas com resina composta e coroas de aço apresentam melhores resultados para essa classe de materiais. A agregação bacteriana em superfície metálica altamente polida é dificultada. Suspeita-se também que produtos originados de reações oxidativas com compostos metálicos possam atuar como antimicrobianos. Porém, questiona-se se tais produtos não seriam deletérios para a saúde dos tecidos bucais.

CONSIDERAÇÕES FINAIS

O uso de agentes antimicrobianos na odontologia restauradora é uma necessidade em concretização. Para as diferentes classes de materiais abordados, foi demonstrada a preocupação da comunidade científica em prover produtos com esse efeito, uma vez que o controle da doença cárie está relacionado com a microbiota do indivíduo como um dos aspectos relevantes na etiologia da doença.

Estudos têm progredido na análise de substâncias naturais com atividade antimicrobiana e com mínimos ou ausentes efeitos colaterais. Esse tipo de substância tem grande importância no contexto territorial de um país como o Brasil, cuja grande dimensão e vasta riqueza ambiental implicam diversas possibilidades de estudos promissores para a descoberta de novos compostos antimicrobianos efetivos. Substâncias como extrato de casca de uva e própolis demonstraram potencial antimicrobiano satisfatório quando analisados individualmente, sendo sugeridos estudos futuros de incorporação desses materiais em produtos de uso oral com a intenção de viabilizar a implementação desses agentes nos materiais restauradores atuais.

Referências

Capítulo 1 – Morfologia Microbiana

1. Madigan MT, Martinko JM, Parker J. Microbiologia de Brock. 10. ed. São Paulo: Pearson Prentice Hall; 2004.

Capítulo 2 – Fisiologia microbiana

1. Tortora GJ, Funke BR, Case CL, Vainstein MH, Schrank A. Microbiologia. 8. ed. Porto Alegre: Artmed; 2005.

2. Madigan MT, Martinko JM, Parker J. Microbiologia de Brock. 10. ed. São Paulo: Pearson Prentice Hall; 2004.

3. Marsh PD, Devine DA. How is the development of dental biofilms influenced by the host? J Clin Periodontol. 2011;38 Suppl 11:28-35.

Capítulo 3 – Genética microbiana

1. Madigan MT, Martinko JM, Parker J. Microbiologia de Brock. 10. ed. São Paulo: Pearson Prentice Hall; 2004.

Capítulo 5 – Biofilme dental

1. Kolenbrander PE, Palmer RJ Jr, Periasamy S, Jakubovics NS. Oral multispecies biofilm development and the key role of cell-cell distance. Nat Rev Microbiol. 2010;8(7):471-80.

Capítulo 7 - Microbiologia da doença periodontal

1. Löe H, Brown LJ. Early onset periodontitis in the United States of America. J Periodontol. 1991;62(10):608-16.

2. Socransky SS, Haffajee AD. Periodontal microbial ecology. Periodontology 2000. 2005;38(1):135-87.

3. Purdy D, Buswell CM, Hodgson AE, McAlpine K, Henderson I, Leach SA. Characterisation of cytolethal distending toxin (CDT) mutants of Campylobacter jejuni. J Med Microbiol. 2000;49(5):473-9.

Capítulo 8 – Aspectos microbiológicos das infecções endodônticas

1. Gomes BPFA. An investigation into the root canal microflora [PhD thesis]. Manchester: University Dental Hospital of Manchester; 1995.

2. Gomes BPFA. Microrganismos: quais são, onde estão e que danos causam? In: Cardoso RJA, Gonçalves EAN. Endodontia/Trauma. São Paulo: Artes Médicas; 2002. cap. 5, p. 77-97.

3. Pinheiro ET. Investigação de microrganismos associados ao insucesso endodôntico e sua suscetibilidade a alguns agentes antimicrobianos [tese]. Piracicaba: Faculdade de Odontologia de Piracicaba; 2005.

4. Delboni MG. Identificação dos microrganismos presentes na saliva, na coroa dental e no canal radicular de dentes indicados ao retratamento endodôntico e análise da suscetibilidade antimicrobiana, dos fatores de virulência e da diversidade genética dos *Enterococcus faecalis* isolados [tese]. Piracicaba: Faculdade de Odontologia de Piracicaba; 2009.

5. Siqueira JF Jr, Rôças IN. Uncultivated phylotypes and newly named species associated with primary and persistent endodontic infections. J Clin Microbiol. 2005;43(7):3314-9.

6. Sunde PT, Olsen I, Debelian GJ, Tronstad L. Microbiota of periapical lesions refractory to endodontic therapy. J Endod. 2002;28(4):304-10.

Capítulo 11 - Ação antimicrobiana dos materiais restauradores

1. Sun JH, Xu QA, Fan MW. A new strategy for the replacement therapy of dental caries. Med Hypotheses. 2009;73(6):1063-4.

2. Imazato S. Bio-active restorative materials with antibacterial effects: new dimension of innovation in restorative dentistry. Dent Mater J. 2009;28(1):11-9.

3. Ahn SJ, Lee SJ, Kook JK, Lim BS. Experimental antimicrobial orthodontic adhesives using nanofillers and silver nanoparticles. Dental Mater. 2009;25(2):206-13.

4. Türkün LS, Ateş M, Türkün M, Uzer E. Antibacterial activity of two adhesive systems using various microbiological methods. J Adhes Dent. 2005;7(4):315-20.

5. Hebling J, Pashley DH, Tjäderhane L, Tay FR. Chlorhexidine arrests subclinical degradation of dentin hybrid layers in vivo. J Dent Res. 2005;84(8):741-6.

6. Ricci HA, Sanabe ME, Costa CA, Hebling J. Effect of chlorhexidine on bond strength of two-step etch-and-rinse adhesive systems to dentin of primary and permanent teeth. Am J Dent. 2010;23(3):128-32.

7. Wiegand A, Buchalla W, Attin T. Review on fluoride-releasing restorative materials: fluoride release and uptake characteristics, antibacterial activity and influence on caries formation. Dent Mater. 2007;23(3):343-62.

8. Ryalat S, Darwish R, Amin W. New form of administering chlorhexidine for treatment of denture-induced stomatitis. Ther Clin Risk Manag. 2011;7:219-25.

9. Ccahuana-Vásquez RA, Cury JA. S. Mutans biofilm model to evaluate antimicrobial substances and enamel demineralization. Brazilian Oral Res. 2010;24(2):135-41.

10. Costa CA, Ribeiro AP, Giro EM, Randall RC, Hebling J. Pulp response after application of two resin modified glass ionomer cements (RMGICs) in deep cavities of prepared human teeth. Dent Mater. 2011;27(7):e158-70.

LEITURAS RECOMENDADAS

Aas JA, Paster BJ, Stokes LN, Olsen I, Dewhirst FE. Defining the normal bacterial flora of the oral cavity. J Clin Microbiol. 2005;43(11):5721-32.

Addy LD, Martin MV. Clindamycin and dentistry. Br Dent J. 2005;199(1):23-6.

Armitage GC. Development of a classification system for periodontal diseases and conditions. Ann Periodontol. 1999;4(1):1-6.

Arthur RA, Cury AA, Graner RO, Rosalen PL, Vale GC, Paes Leme AF, et al. Genotypic and phenotypic analysis of S. mutans isolated from dental biofilms formed in vivo under high cariogenic conditions. Braz Dent J. 2011;22(4):267-74.

Banas JA. Virulence properties of Streptococcus mutans. Front Biosci. 2004;9:1267-77.

Berkowitz RJ. Mutans streptococci: acquisition and transmission. Pediatr Dent. 2006;28(2):106-9.

Bowen WH, Koo H. Biology of Streptococcus mutans-derived glucosyltransferases: role in extracellular matrix formation of cariogenic biofilms. Caries Res. 2011;45(11):69-86.

Bruce AJ, Rogers RS 3rd. Oral manifestations of sexually transmitted diseases. Clin Dermatol. 2004;22(6):520-7.

Carvalho FG, Silva DS, Hebling J, Spolidorio LC, Spolidorio DM. Presence of mutans streptococci and Candida spp. in dental plaque/dentine of carious teeth and early childhood caries. Arch Oral Biol. 2006;51(11):1024-8.

Castilho ARF, Duque C, Negrini TC, Sacono NT, de Paula AB, Sacramento PA, et al. Mechanical and biological characterization of resin-modified glass-ionomer cement containing doxycycline hyclate. Arch Oral Biol. 2012;57(2):131-8.

Dewhirst FE, Chen T, Izard J, Paster BJ, Tanner AC, Yu WH, et al. The human oral microbiome. J Bacteriol. 2010;192(19):5002-17.

Duque C, Stipp RN, Wang B, Smith DJ, Hofling JF, Kuramitsu, HK, et al. Downregulation of GbpB, a Component of the VicRK regulon, affects biofilm formation and cell surface characteristics of Streptococcus mutans. Infect Immun. 2011;79(2):786-96.

Farah CS, Lynch N, McCullough MJ. Oral fungal infections: an update for the general practitioner. Aust Dent J. 2010;55 Suppl 1:48-54.

Gunsolley JC. A meta-analysis of six-month studies of antiplaque and antigingivitis agents. J Am Dent Assoc. 2006;137(12):1649-57.

Haps S, Slot DE, Berchier CE, Van der Weijden GA. The effect of cetylpyridinium chloride-containing mouth rinses as adjuncts to toothbrushing on plaque and parameters of gingival inflammation: a systematic review. Int J Dent Hyg. 2008;6(4):290-303.

Jeon JG, Rosalen PL, Falsetta ML, Koo H. Natural products in caries research: current (limited) knowledge, challenges and future perspective. Caries Res. 2011;45(3):243-63.

Jousimies-Somer H, Summanen P. Recent taxonomic changes and terminology update of clinically significant anaerobic gram-negative bacteria (Excluding spirochetes). Clin Infect Dis. 2002;35 Suppl 1:S17-21.

Junqueira JC, Vilela SFG, Rossoni RD, Barbosa JO, Costa ACBP, Rasteiro VMC, et al. Oral colonization by yeasts in HIV-positive patients in Brazil. Rev Inst Med Trop São Paulo. 2012;54(1):17-24.

Kakisi OK, Kechagia AS, Kakisis IK, Rafailidis PI, Falagas ME. Tuberculosis of the oral cavity: a systematic review. Eur J Oral Sci. 2010;118(2):103-9.

Kaplan I, Anavi K, Anavi Y, Calderon S, Schwartz-Arad D, Teicher S, et al. The clinical spectrum of *Actinomyces*-associated lesions of the oral mucosa and jawbones: correlations with histomorphometric analysis. Oral Surg Oral Med Oral Pathol Oral Radiol Endod. 2009;108(5):738-46.

Kohn WG, Collins AS, Cleveland JL, Harte JA, Eklund KJ, Malvitz DM, et al. Guidelines for infection control in dental health-care settings: 2003. MMWR Recomm Rep. 2003;52(RR-17):1-61.

Lemos JA, Abranches J, Burne RA. Responses of cariogenic streptococci to environmental stresses. Curr Issues Mol Biol. 2005;7(1):95-108.

Little JW, Falace DA, Miller CS, Rhodus NL. Antibiotic prophylaxis in dentistry: an update. Gen Dent. 2008;56(1):20-8.

Löe H, Schiott CR. The effect of mouthrinses and topical application of chlorhexidine on the development of dental plaque and gingivitis in man. J Periodontal Res. 1970;5(2):79-83.

Löe H, Theilade E, Jensen SB. Experimental gingivitis in man. J Periodontol. 1965;36:177-87.

Marsh P, Martin MV. A boca como habitat microbiano. In: Marsh P, Martin MV. Microbiologia oral. 4. ed. São Paulo: Santos; 2005. cap. 2, p. 5-16.

Marsh PD, Devine DA. How is the development of dental biofilms influenced by the host? J Clin Periodontol. 2011;38 Suppl 11:28-35.

Mattos-Graner RO, Li Y, Caufield PW, Duncan M, Smith DJ. Genotypic diversity of mutans streptococci in Brazilian nursery children suggests horizontal transmission. J Clin Microbiol. 2001;39(6):2313-6.

Meurman JH, Stamatova I. Probiotics: contributions to oral health. Oral Dis. 2007;13(5):443-51.

Motisuki C, Lima LM, Spolidorio DM, Santos-Pinto L. Influence of sample type and collection method on *Streptotoccus mutans* and *Lactobacillus* spp. counts in the oral cavity. Arch Oral Biol. 2005;50(3):341-5.

Murata MR, Almeida LSB, Yatsuda R, Santos MH, Nagem TJ, Rosalen PL, et al. Inhibitory effects of 7-epiclusianone on glucan synthesis, acidogenicity and biofilm formation by *Streptococcus mutans*. FEMS Microbiol Lett. 2008;282(2):174-81.

Nakano K, Nomura R, Nakagawa I, Hamada S, Ooshima T. Demonstration of *Streptococcus mutans* with a cell wall polysaccharide specific to a new serotype, *k*, in the human oral cavity. J Clin Microbiol. 2004;42(1):198-202.

Niimi M, Firth NA, Cannon RD. Antifungal drug resistance of oral fungi. Odontology. 2010;98(1):15-25.

Salerno C, Pascale M, Contaldo M, Esposito V, Busciolano M, Milillo L, et al. *Candida*-associated denture stomatitis. Med Oral Patol Oral Cir Bucal. 2011;16(2):e139-43.

Sardi JCO, Duque C, Hofling JF, Gonçalves, RB. Genetic and phenotypic evaluation of Candida albicans strains isolated from subgingival biofilm of diabetic patients with chronic periodontitis. Med Micol. 2012;50(5):467-5.

Siqueira JF Jr, Rôças IN. Bacterial pathogenesis and mediators in apical periodontitis. Braz Dent J. 2007;18(4):267-80.

Smith DJ, Mattos-Graner RO. Secretory immunity following mutans streptococcal infection or immunization. Curr Top Microbiol Immunol. 2008;319:131-56.

Socransky SS, Haffajee AD, Cugini MA, Smith C, Kent RL Jr. Microbial complexes in subgingival plaque. J Clin Periodontol. 1998;25(2):134-44.

Socransky SS, Smith C, Haffajee AD. Subgingival microbial profiles in refractory periodontal disease. J Clin Periodontol. 2002;29(3):260-8.

Williams D, Lewis M. Pathogenesis and treatment of oral candidosis. J Oral Microbiol. 2011;3:5771.

Yilmaz O, Jungas T, Verbeke P, Ojcius DM. Activation of the phosphatidylinositol 3-kinase/Akt pathway contributes to survival of primary epithelial cells infected with the periodontal pathogen *Porphyromonas gingivalis*. Infect Immun. 2004;72(7):3743-51.

Yoshimura M, Ohara N, Kondo Y, Shoji M, Okano S, Nakano Y, et al. Proteome analysis of *Porphyromonas gingivalis* cells placed in a subcutaneous chamber of mice. Oral Microbiol Immunol. 2008;23(5):413-8.

Zaura E, Keijser BJ, Huse SM, Crielaard W. Defining the healthy "core microbiome" of oral microbial communities. BMC Microbiol. 2009;9:259.

Zero DT, van Houte J, Russo J. The intra-oral effect on enamel demineralization of extracellular matrix material synthesized from sucrose by *Streptococcus mutans*. J Dent Res. 1986;65(6):918-23.